国家老年疾病临床医学研究中心　组织编写

# 脑卒中居家照护

## 指导手册

主　编　常　红　宋海庆

副主编　姚　辉　张艳明

编　者（以姓氏笔画为序）

王　莹　北京清华长庚医院

王招娣　浙江大学医学院附属第一医院

王秋华　北京大学人民医院

王晓娟　首都医科大学宣武医院

刘春兰　山东大学齐鲁医院

李慧娟　中山大学附属第三医院

宋海庆　首都医科大学宣武医院

张艳明　首都医科大学宣武医院

姚　辉　首都医科大学宣武医院

郭淑英　赤峰市宁城县中心医院

常　红　首都医科大学宣武医院

人民卫生出版社

**图书在版编目（CIP）数据**

脑卒中居家照护指导手册 / 常红，宋海庆主编 . —
北京：人民卫生出版社，2019
ISBN 978-7-117-28114-0

Ⅰ . ①脑…　Ⅱ . ①常…②宋…　Ⅲ . ①脑血管疾病 –
护理 – 手册　Ⅳ . ①R473.54–62

中国版本图书馆 CIP 数据核字（2019）第 152517 号

| | | |
|---|---|---|
| 人卫智网 | www.ipmph.com | 医学教育、学术、考试、健康，<br>购书智慧智能综合服务平台 |
| 人卫官网 | www.pmph.com | 人卫官方资讯发布平台 |

**脑卒中居家照护指导手册**

主　　编：常　红　宋海庆
出版发行：人民卫生出版社（中继线 010-59780011）
地　　址：北京市朝阳区潘家园南里 19 号
邮　　编：100021
**E - mail**：pmph @ pmph.com
购书热线：010-59787592　010-59787584　010-65264830
印　　刷：北京盛通印刷股份有限公司
经　　销：新华书店
开　　本：710×1000　1/16　　印张：9
字　　数：166 千字
版　　次：2019 年 9 月第 1 版　2019 年 9 月第 1 版第 1 次印刷
标准书号：ISBN 978-7-117-28114-0
定　　价：45.00 元

**打击盗版举报电话：010-59787491　E-mail：WQ @ pmph.com**
（凡属印装质量问题请与本社市场营销中心联系退换）

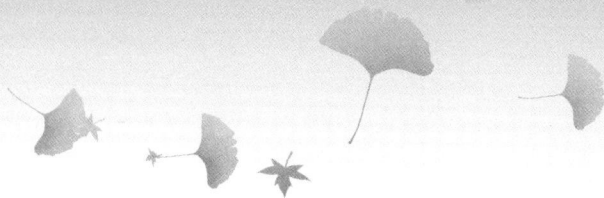

# 序

我国已进入老龄化社会发展阶段。截至 2017 年年底,我国 60 岁及以上老年人口已达 2.41 亿,占总人口的 17.3%。预计到 2050 年前后,我国老年人口数将达到 4.87 亿,占总人口的 34.9%。同时,衰老、神经系统疾病等严重影响老年人生活质量,全国目前失能、失智老年人口已超过 4000 万,其养老与医疗问题直接影响约 1 亿家庭。关注及关爱老年患者,帮助其得到安全、专业、有效的医疗、康复以及不同阶段的连续性照护是老年医学护理工作者的责任。

2017 年,全国老年神经疾病照护联盟以国家老年疾病临床医学研究中心(首都医科大学宣武医院)为依托正式成立,为国内疑难、重大神经疾病护理领域开展学术研究、交流及培训提供了一个良好的平台。目前全国已有 116 家医院成为联盟单位。

为做好老年神经疾病专病照护人员的培训,国家老年疾病临床医学研究中心、全国老年神经疾病照护联盟立足实践,以为老年人健康提供优质服务为目标,组织一大批在老年护理、神经疾病护理、神经康复、神经心理、社区护理等方面走在前列的医护人员共同编写了《老年人居家照护指导手册》《帕金森病居家照护指导手册》《脑卒中居家照护指导手册》和《阿尔茨海默病居家照护指导手册》。他们把多年临床实践与神经疾病患者照护需求相结合,以简练的文字、形象的图片,介绍了老年人常见健康问题以及脑卒中、阿尔茨海默病、帕金森等专科疾病的理论知识、照护方法,并结合微视频展示了不同疾病各阶段照护操作技巧。

这 4 本书的出版,不仅为大量需要长期照护的神经疾病老年患者带来福祉,也开启了神经系统疾病专病照护模式的新篇章,对于推动我国老年神经疾病专科照护工作具有深远意义,同时希望能对未来居家照护、养老照护、社区照护等提供有效的借鉴及指导,最终让更多的失能、失智老年人得到专业照护,提高生活质量。

赵国光
2018 年 12 月

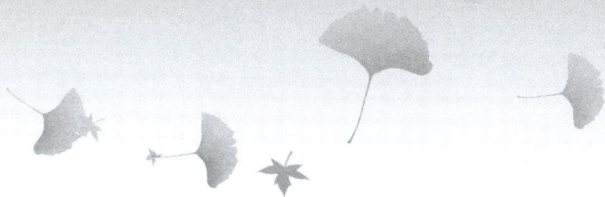

# 前言

　　脑卒中具有高发病率、高复发率、高致残率、高死亡率等特点,是当今世界危害人类生命健康的最主要疾病之一。脑卒中给我国造成的经济负担每年高达647.8亿元,且呈上升趋势。作为主要致死性慢性病之一,脑卒中给患者及其家庭带来的痛苦不仅是急性期的危急症状,还包括漫长的,甚至伴随患者终身的功能障碍。

　　《"十三五"国家老龄事业发展和养老体系建设规划》提出,要建立支持家庭养老政策体系,充分利用家庭机制分散人口老龄化压力的重要作用,推动专业化居家社区养老机构发展;以科学理论知识为指导,最大限度地协助被照护者解决居家生活中的各种问题,尽可能协助及维持其机体的正常功能。

　　相当一部分脑卒中患者需要在家中接受长时间的康复照护,延缓疾病进展并尽可能恢复日常生活能力,提高生活质量。本书系统介绍了脑卒中相关基础照护、生活照料、康复照护及预防保健照护方面的内容,并通过操作演示视频直观地展现了相关护理操作的要点。希望本书能够帮助照护者掌握脑卒中预防保健、康复护理的相关知识,提高及时解决患者居家照护中各种问题的能力。

　　全国老年神经疾病照护联盟众多单位的专家们精诚合作,为本书的编写倾注了大量的精力和汗水,在此一并表示衷心的感谢!

常　红　宋海庆

2019 年 5 月

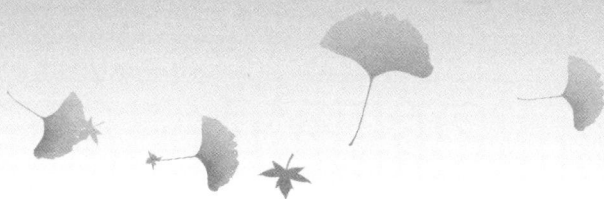

# 目录

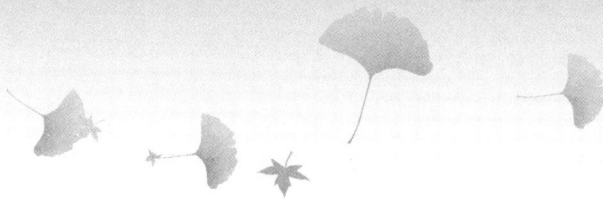

# 第一章　脑卒中基础知识

## 第一节　临床表现

　　脑卒中是以突然发病、迅速出现局限性或弥散性脑功能缺损为共同临床特征的一组器质性脑损伤导致的脑血管疾病。它是目前导致人类死亡的第二位原因。有资料显示,我国脑卒中的发病率每年约增长 8.7%,每年的相关治疗费用在 100 亿元以上,间接经济损失近 200 亿元,造成了患者个人、家庭和社会的沉重负担,也给健康保障和服务体系带来了巨大的挑战。

### 一、缺血性脑卒中

　　缺血性脑卒中又称脑梗死,是指各种原因所致脑部血液供应障碍,导致局部脑组织缺血、缺氧性坏死,从而出现相应神经功能缺损的一类临床综合征。脑梗死是脑卒中的最常见类型,占 70%~80%。

　　**（一）临床表现分型**

　　1. 完全前循环梗死　表现为大脑高级神经活动（意识、失语、失算、空间定向力等）障碍,同向偏盲,对侧 3 个部位（面、上肢与下肢）有较严重的运动和（或）感觉障碍。

　　2. 部分前循环梗死　出现局限或不完全偏瘫、偏盲、偏身感觉障碍。

　　3. 后循环梗死　表现为椎-基动脉综合征,如病灶同侧脑神经麻痹、对侧感觉运动障碍及小脑功能障碍等。

　　4. 腔隙性梗死　表现为各种腔隙综合征,如纯运动性轻偏瘫、纯感觉性卒中、共济失调性轻偏瘫等。

　　**（二）病因分型**

　　1. 大动脉粥样硬化型　临床表现主要为皮质损害体征,如失语、意识改变、体象障碍等,或有脑干、小脑损害体征。

　　2. 心源性栓塞型　临床表现与大动脉粥样硬化型相同。

　　3. 小动脉栓塞型　可无明显临床表现或表现为各种腔隙综合征,但无大脑皮质受累的表现。

　　4. 其他病因型　指除以上 3 种明确病因的分型外,其他少见病因,如血凝障碍性疾病、血液成分改变、各种原因血管炎、血管畸形、结缔组织病、夹层动脉瘤等所致的脑梗死。

5. 不明原因型　包括两种或多种病因、辅助检查未找到病因和辅助检查不充分等情况。

### (三)缺血坏死机制分型

依据局部脑组织发生缺血坏死的机制,可将脑梗死分为脑血栓形成、脑栓塞和血流动力学机制所致脑梗死 3 种类型。

脑血栓形成和脑栓塞均是由于脑供血动脉急性闭塞或严重狭窄所致,占全部脑梗死的 80%~90%。前者脑动脉急性闭塞是因为局部血管本身病变而继发血栓形成所致,故称为脑血栓形成;后者脑动脉本身有或没有明显病变,是由于栓子阻塞动脉所致急性闭塞,故称为脑栓塞。大部分脑血栓形成和脑栓塞,在卒中发病早期即出现不同程度的血管自然再开通。血流动力学机制所致脑梗死者,供血动脉没有发生急性闭塞或严重狭窄,是由于近端大血管严重狭窄加上血压下降,导致局部脑组织低灌注,从而出现缺血坏死,占全部急性脑梗死的 10%~20%。下面主要介绍较为常见的脑血栓形成和脑栓塞。

1. 脑血栓形成

(1)病因:脑血栓形成是脑梗死的常见类型。动脉粥样硬化是其常见原因。动脉粥样硬化常伴高血压病,同时糖尿病和高脂血症可加速动脉粥样硬化的进程。此外,各种原因导致的动脉炎症,可使管腔狭窄或闭塞。药物作用、血液系统疾病、遗传性高凝状态、烟雾病等少见病因也可导致脑血栓形成。

(2)病理:脑梗死病例中,颈内动脉系统病变约占 80%,椎-基底动脉系统病变约占 20%。缺血、缺氧性损害表现为神经细胞坏死和凋亡两种形式。挽救缺血半暗带是急性脑梗死治疗的一个主要目的,而恢复缺血脑组织的供血和对缺血脑组织实施脑保护是挽救缺血半暗带的两个基本治疗途径。随着缺血时间延长和严重程度加重,中心坏死区越来越大,缺血半暗带越来越小。大部分缺血半暗带存活的时间仅有数小时,因此,急性脑梗死的治疗必须在发病早期进行。有效挽救缺血半暗带脑组织的治疗时间,称为治疗时间窗。

(3)临床表现

1)颈内动脉闭塞:单眼一过性黑蒙,偶见永久性失明或 Horner 征。远端大脑中动脉血流供应不良,可以出现病灶对侧偏瘫、偏身感觉障碍和(或)同向性偏盲,优势半球受累可伴失语症。

2)大脑中动脉闭塞:根据梗死部位不同,会出现"三偏征"(病灶对侧偏瘫、偏身感觉障碍、偏盲)、意识障碍、病灶对侧感觉受损、视野缺损、失语等表现。

3)大脑前动脉闭塞:根据梗死部位不同,会出现截瘫、二便障碍、失语、感觉运动障碍、人格改变、反应迟钝等表现。

4）大脑后动脉闭塞：根据梗死部位不同，会出现病灶对侧同向性偏盲、视野缺损、失语、失认、病灶对侧偏身感觉障碍、轻偏瘫、视幻觉等表现。主干闭塞症状取决于侧支循环情况。

5）椎-基底动脉系统闭塞：基底动脉或双侧椎动脉闭塞是危及生命的严重脑血管事件，可引起脑干梗死，出现眩晕、呕吐、四肢瘫痪、共济失调、肺水肿、消化道出血、昏迷和高热等。脑桥病变患者可出现针尖样瞳孔。

2. 脑栓塞　指各种栓子随血流进入颅内动脉使血管腔急性闭塞或严重狭窄，引起相应供血区脑组织发生缺血坏死及功能障碍的一组临床综合征，约占全部脑梗死的1/3。

（1）病因：根据栓子来源，脑栓塞分为心源性、非心源性和来源不明性3种。

1）心源性：占脑栓塞的60%~75%，栓子在心内膜和瓣膜产生，脱落入脑后致病。心源性脑栓塞主要见于以下几种疾病：①心房颤动是心源性脑栓塞最常见的原因。心房颤动时左心房收缩性降低，血流缓慢、淤滞，易形成附壁血栓。②心脏瓣膜病是指先天性发育异常或后天疾病引起的心瓣膜病变，可以影响血流动力学，若累及心房或心室内膜可导致附壁血栓形成。③心肌梗死，若面积较大或合并慢性心力衰竭，可导致血液淤滞，形成附壁血栓。④其他如心房黏液瘤、二尖瓣脱垂、心内膜纤维变性、先天性心脏病或瓣膜手术，均可形成附壁血栓。血栓脱落，随血流进入脑血管，即可引起脑栓塞。

2）非心源性：指源于心脏以外的栓子随血流进入脑内造成脑栓塞。常见原因：①动脉粥样硬化斑块脱落性血栓栓塞：主动脉弓或颈动脉粥样硬化斑块破裂继发血栓形成，血栓脱落形成栓子，沿颈内动脉或椎-基底动脉入脑；②脂肪栓塞：见于长骨骨折或手术后；③空气栓塞：主要见于静脉穿刺、潜水减压、人工气胸等；④癌栓塞：浸润性生长的恶性肿瘤，可以破坏血管，瘤细胞入血形成癌栓；⑤其他：少见的感染性脓栓、寄生虫栓和异物栓等也可引起脑栓塞。

3）来源不明性：少数病例查不到栓子来源。

（2）病理：栓子常停止于颅内血管的分叉处或其他管腔的自然狭窄部位，常见于颈内动脉系统，其中大脑中动脉尤为多见，而基底动脉系统较少见。脑栓塞病理改变与脑血栓形成基本相同，但由于栓塞性梗死发展较快，没有时间建立侧支循环，因此栓塞性脑梗死较血栓性脑梗死临床发病更快，局部脑缺血常更严重。脑栓塞引起的脑组织坏死分缺血性、出血性和混合性梗死，其中出血性更常见，占30%~50%。

（3）临床表现：脑栓塞可发生在任何年龄，以青壮年多见。患者多在活动中急剧发病，无前驱症状，局灶性神经体征在数秒至数分钟达到高峰，多表现为完全性卒中。大多数老年患者伴有风湿性心脏病、冠心病和严重心律失常等，或存在心脏手术、长骨骨折、血管内介入治疗等栓子来源病史。

不同部位血管栓塞会造成相应的血管闭塞综合征（详见脑血栓形成部分）。与脑血栓形成相比，脑栓塞更易复发和出血，病情波动较大。初期病情严重，但因为血管再通，部分病例临床症状可迅速缓解；有时因并发出血，临床症状可急剧变化；有时因栓塞再发，稳定或一度好转的局灶性体征可再次加重。

## 二、出血性脑卒中

出血性脑卒中即脑出血，是指非外伤性脑实质内出血，发病率为每年(60~80)/10 万，在我国占全部脑卒中的 20%~30%。虽然脑出血发病率低于脑梗死，但其致死率高于后者，急性期病死率为 30%~40%。一般高血压性脑出血可在 30 分钟内停止出血，血肿保持相对稳定，其神经功能缺损在出血后 30~90 分钟内进展。少数高血压性脑出血病例在发病后 3 小时内血肿迅速扩大，血肿形态往往不规则，密度不均一，尤其是使用抗凝治疗及严重高血压控制不良时，神经功能缺损的进展可延长至 24~48 小时。

**（一）病因**

脑出血的最常见病因是高血压合并细小动脉硬化，其他病因包括动-静脉血管畸形、脑淀粉样血管病变、血液病（如白血病、再生障碍性贫血、血小板减少性紫癜、血友病和红细胞增多症等）、抗凝或溶栓治疗等。

**（二）病理**

绝大多数高血压性脑出血发生在基底核的壳核及内囊区，约占脑出血的 70%，脑叶、脑干及小脑齿状核出血各占约 10%。壳核出血常侵入内囊，若出血量大，可破入侧脑室，使血液充满脑室系统和蛛网膜下腔；丘脑出血常破入第三脑室或侧脑室，向外也可损伤内囊；脑桥或小脑出血则可直接破入蛛网膜下腔或第四脑室。

病理检查可见血肿中心充满血液或紫色葡萄浆状血块，周围水肿，并有炎症细胞浸润。血肿较大时可引起颅内压增高，使脑组织和脑室移位、变形，重者形成脑疝。

**（三）临床表现**

1. 一般表现　脑出血常见于 50 岁以上老年人，男性稍多于女性，寒冷季节发病率较高。患者多有高血压病史，多在情绪激动或活动中突然发病，发病后病情常于数分钟至数小时内达到高峰。少数患者也可在安静状态下发病，前驱症状一般不明显。脑出血老年人发病后多有血压明显升高。由于颅内压升高，患者常有头痛、呕吐和不同程度的意识障碍，如嗜睡或昏迷等。

2. 局限性定位表现

（1）基底核区出血

1）壳核出血：最常见,占脑出血病例的 50%~60%。患者常有病灶对侧偏瘫、偏身感觉缺失和同向性偏盲,还可出现双眼球向病灶对侧同向凝视不能。优势半球受累者可发生失语。

2）丘脑出血：占脑出血病例的 10%~15%。患者常有病灶对侧偏瘫、偏身感觉障碍,通常感觉障碍重于运动障碍;深、浅感觉均受累,深感觉障碍更明显;可有特征性眼征,如上视不能或凝视鼻尖、眼球偏斜或分离性斜视、眼球会聚障碍和无反应性小瞳孔等。

3）尾状核头出血：较少见,多由高血压动脉硬化和血管畸形破裂所致,一般出血量不大,多经侧脑室前角破入脑室。其临床表现酷似蛛网膜下腔出血,常有头痛、呕吐、颈强直和精神症状,神经系统功能缺损症状不多见。

（2）脑叶出血：占脑出血的 5%~10%,常由脑动静脉畸形、血管淀粉样病变、血液病等所致。出血部位以顶叶最常见,其次为颞叶、枕叶、额叶,也有多发脑叶出血的病例。额叶出血可致偏瘫、尿便障碍等;颞叶出血可致精神症状、癫痫等。

## 三、短暂性脑缺血发作

短暂性脑缺血发作（transient ischemic attack,TIA）是由于局部脑或视网膜缺血引起的短暂性神经功能缺损,临床症状一般不超过 1 小时,最长不超过 24 小时,且无责任病灶的证据。根据传统 TIA 定义,其临床症状在 24 小时内消失,不遗留神经系统体征,而不管是否存在责任病灶。近来研究证实,对于传统 TIA,如果神经功能缺损症状超过 1 小时,绝大部分神经影像学检查均可发现对应的脑部梗死小病灶。

### （一）病因

主要有以下两种类型。

1. 血流动力型 TIA 是在各种原因（如动脉硬化和动脉炎等）导致颈内动脉系统或椎-基底动脉系统动脉严重狭窄基础上,血压急剧波动导致靠侧支循环维持的脑区发生的一过性缺血。其发作频率通常密集,每次发作持续时间短暂,一般不超过 10 分钟。

2. 微栓塞型 TIA 栓子主要来源于动脉粥样硬化的不稳定斑块或附壁血栓破碎脱落、瓣膜性或非瓣膜性心源性栓子及胆固醇结晶等。微栓子阻塞小动脉常导致其供血区域脑组织缺血,当栓子破碎移向远端或自发溶解时,血流恢复,患者症状缓解。微栓塞型 TIA 的临床症状多变,发作频率通常稀疏,每次发作持续时间一般较长。如果持续时间超过 30 分钟,提示微栓子较大,可能来源于心脏。

**（二）临床表现**

1. 一般特点　TIA 好发于中老年人,男性多于女性,老年患者多伴有高血压、动脉粥样硬化、糖尿病或高血脂等脑血管病危险因素。该病发病突然,局部脑或视网膜功能障碍历时短暂,最长时间不超过 24 小时,不留后遗症状。TIA 常反复发作,每次发作表现相似。

2. 颈内动脉系统 TIA　大脑中动脉供血区 TIA 患者可出现缺血对侧肢体单瘫、轻偏瘫、面瘫和舌瘫,可伴有偏身感觉障碍和对侧同向偏盲;优势半球受损常出现失语和失用,非优势半球受损则可出现空间定向障碍;大脑前动脉供血区缺血者可出现人格和情感障碍、对侧下肢无力等;颈内动脉主干 TIA 主要表现为眼动脉交叉瘫[ 患侧单眼一过性黑蒙、失明和（或）对侧偏瘫及感觉障碍 ]、Horner 交叉瘫（患侧 Horner 征、对侧偏瘫）。

3. 椎-基底动脉系统 TIA　最常见的临床表现是眩晕、平衡障碍、眼球运动异常和复视,可有单侧或双侧面部、口周麻木,单独出现或伴有对侧肢体瘫痪、感觉障碍等。此外,椎-基底动脉系统 TIA 还可出现跌倒发作、短暂性全面遗忘症、双眼视力障碍发作等特殊表现。

## 第二节　辅 助 检 查

### 一、神经影像学

影像学检查可以直观显示脑梗死的范围、部位、血管分布、有无出血、病灶的新旧等。

1. 计算机断层扫描（computed tomography,CT）　是最方便、快捷和常用的影像学诊断手段,是诊断脑出血的首选方法,可清楚显示出血部位、出血量大小、血肿形态、是否破入脑室以及血肿周围有无低密度水肿带和占位效应等。动态 CT 检查可评价出血的进展情况。脑卒中患者发病后应尽快进行 CT 检查。虽然发病早期,CT 有时不能明确显示病灶,但它对于排除脑出血至关重要。

2. 磁共振成像（magnetic resonance imaging,MRI）　对发现结构异常、明确脑出血的病因很有帮助,可清晰显示早期缺血性梗死,脑干、小脑梗死,静脉窦血栓形成等。MRI 在检出脑干和小脑的出血灶、监测脑出血演变过程方面优于 CT,但在急性脑出血诊断方面不及 CT。MRI 弥散加权成像可早期显示缺血病变（发病 2 小时内）,为早期治疗提供重要信息。

3. 磁共振血管造影术（magnetic resonance angiography,MRA）　对于显示

血管非常有实用价值,可发现血管狭窄和闭塞的部位以及脑血管畸形、血管瘤等病变,为卒中的血管内治疗提供依据。

4. 数字减影血管造影术(digital substraction angiography,DSA)　是脑血管病变检查的金标准,一般需外科手术或血管介入治疗时才考虑使用,可发现血管狭窄、闭塞及其他血管病变,如动脉炎、脑底异常血管网(烟雾病)、动脉瘤和动静脉畸形等,为卒中的血管内治疗提供依据。

### 二、血管超声检查

1. 彩色经颅多普勒血管检查(transcranial doppler,TCD)　对评估颅内外血管狭窄、闭塞、痉挛或血管侧支循坏建立情况有帮助,目前也有用于溶栓治疗监测。

2. 颈动脉超声检查　可评价颈动脉管腔狭窄程度及动脉斑块情况。

### 三、脑脊液检查

临床无条件进行 CT 检查,又难以判断脑梗死或脑出血时可行腰椎穿刺脑脊液检查。一般,脑血栓形成者脑脊液压力、常规及生化指标正常;出血性梗死者脑脊液可呈血性或镜下红细胞;感染性脑栓塞(如亚急性细菌性心内膜炎产生含细菌栓子)者脑脊液细胞数明显增高,早期以中性粒细胞为主,晚期则以淋巴细胞为主;脂肪栓塞者脑脊液可见脂肪球。

### 四、超声心动图检查

超声心动图检查可用于了解患者有无心脏附壁血栓、心房黏液瘤和二尖瓣脱垂,对脑梗死不同类型的鉴别诊断有一定意义。

### 五、心电图检查

心电图检查可作为确定心肌梗死和心律失常的依据。脑栓塞作为心肌梗死的首发症状并不少见。临床上尤其需注意无症状性心肌梗死。

## 第三节　治　疗

### 一、缺血性脑卒中

#### (一)急性期治疗

1. 早期溶栓　在发病后 4.5 小时以内进行溶栓使血管再通,及时恢复血流和改善组织代谢,可以挽救梗死周围仅功能改变的缺血半暗带组织。目前我国使用的主要溶栓药有重组组织型纤溶酶原激活剂（recombinant tissue plasminogen activator，rt-PA）和尿激酶。应用溶栓药物期间应严密监测患者的生命体征、神经系统症状、过敏和出血的情况。对于静脉溶栓无效的大动脉闭塞患者，发病 8 小时内可进行补救性动脉溶栓或机械取栓。

2. 血压管理　急性缺血性脑卒中高血压患者的血压调控应遵循个体化、慎重、适度的原则。在发病 24 小时内，为改善缺血脑组织灌注，维持较高的血压是非常重要的。但如果患者血压过高（收缩压 >220mmHg 或舒张压 >120mmHg 及平均动脉压 >130mmHg），应给予降压治疗。通常，对于急性缺血性卒中早期（24 小时 ~7 天）持续存在的高血压，可以采取较为积极的降压治疗，一般将血压控制在收缩压 ≤185mmHg 或舒张压 ≤110mmHg 是安全的；病情较轻时甚至可以降压至 160/90mmHg 以下。但卒中早期降压，24 小时内不应超过原血压水平的 15%。首选对脑血管影响小的药物（如拉贝洛尔），避免舌下含服短效钙离子拮抗剂（如硝苯地平）。

3. 防治脑水肿　脑水肿常于卒中发病后 3~5 天达高峰，多见于大面积脑梗死后。严重脑水肿和颅内压增高是急性重症脑梗死的常见并发症和主要死亡原因。当患者出现剧烈头痛、喷射性呕吐、意识障碍等高颅压征象时，常用 20% 甘露醇 125~250ml，快速静脉滴注，每 6~8 小时 1 次；心、肾功能不全者可改用呋塞米 20~40mg 静脉注射，6~8 小时 1 次。

4. 血糖管理　在脑卒中急性期，高血糖现象较常见，可以是原有糖尿病的表现，也可以是应激反应所致。因此，在脑卒中急性期应常规检查血糖。若血糖超过 10mmol/L，应立即予以胰岛素治疗，将血糖控制在 7.8~10mmol/L。患者开始使用胰岛素时，应每 1~2 小时监测血糖一次，注意避免低血糖。血糖 <2.8mmol/L 时，可用 10%~20% 的葡萄糖口服或静脉注射纠正。

5. 抗血小板聚集　未行溶栓治疗的患者应在发病后 48 小时内服用阿司匹林 150~325mg/d，但不主张在溶栓后 24 小时内应用，以免增加出血风险。急性期过后，可改为预防剂量（100~300mg/d）。不能耐受阿司匹林者可口服氯吡格雷 75mg/d。

6. 抗凝治疗　常用药物有肝素、低分子肝素和华法林。抗凝药物可预防卒中复发、阻止病情恶化或改善预后，但一般不推荐在发病急性期应用。对于长期卧床的患者，尤其是合并高凝状态、有深静脉血栓形成和肺栓塞趋势者，可应用低分子肝素预防治疗。心房颤动者可应用华法林治疗。

7. 脑保护治疗　可应用胞磷胆碱、钙通道阻滞药尼莫地平、自由基清除剂依达拉奉、脑活素（脑蛋白水解物）等药物和采用亚低温治疗。

8. 高压氧舱治疗　对于呼吸正常，呼吸道无明显分泌物，无抽搐，血压正常的患者，宜尽早配合高压氧舱治疗。

9. 中医中药治疗  丹参、川芎嗪、银杏叶制剂等可降低血小板聚集和血液黏滞度、抗凝、改善脑循环。

10. 手术治疗  对大面积梗死患者,可行开颅降压术和(或)部分脑组织切除术;伴有脑积水者,可行脑室引流;颈动脉狭窄 >70% 者,可考虑颈动脉内膜切除术、血管成形术和血管内支架置入术。

**（二）恢复期治疗**

康复治疗是恢复期重要的治疗手段。恢复期患者的患侧肢体由弛缓性瘫痪逐渐进入痉挛性瘫痪,可综合采取多种康复手段如物理疗法、针灸、言语训练、认知训练和吞咽功能训练,合理使用各种支具,促进患侧肢体随意运动,强化日常生活能力。

## 二、出血性脑卒中

**（一）一般治疗**

对于出血性脑卒中患者,需要让其卧床休息,密切观察生命体征,保持呼吸道通畅,吸氧,保持安静,避免情绪激动和血压升高,并注意水电解质平衡,预防吸入性肺炎,早期积极控制感染。对于有意识障碍、消化道出血者,宜禁食 24~48 小时,必要时应排空胃内容物;对于明显头痛、过度烦躁不安者,可酌情给予镇静、镇痛剂;对于便秘者,可选用缓泻剂。

**（二）脱水降低颅内压**

脑水肿可使颅内压增高,并致脑疝形成,是影响脑出血患者病死率及功能恢复的主要因素。积极控制脑水肿、降低颅内压（intracranial pressure,ICP）是脑出血急性期治疗的重要环节。注意:不建议使用激素减轻脑水肿。

**（三）调整血压**

脑出血后血压升高,是机体对颅内压增高的自动调节反应,以保持相对稳定的脑血流量,当颅内压下降时血压也随之下降。因此,脑出血急性期一般不应用降压药物,而以脱水降颅压治疗为主。但如果血压过高,会增加再出血的风险,应及时控制血压。当血压≥200/110mmHg 时,应采取降压治疗,使血压维持在略高于发病前水平或 180/105mmHg 左右。收缩压在 180~200mmHg 或舒张压在 100~110mmHg 时,暂不用降压药物。脑出血患者血压降低速度和幅度不宜过快、过大,以免造成脑低灌注;血压过低者,应进行升压治疗以维持足够的脑灌注。脑出血恢复期应积极控制高血压,尽量将血压控制在正常范围内。

**（四）止血治疗**

止血药物(如 6-氨基己酸、氨甲苯酸、巴曲酶等)对高血压动脉硬化性出血的作用不大。如果患者有凝血功能障碍,可针对性地给予止血药物治疗,例如对于肝素治疗并发的脑出血可用鱼精蛋白中和,对于华法林治疗并发的脑

出血可用维生素 $K_1$ 拮抗。

**（五）外科治疗**

内科治疗无效者,可考虑行开颅血肿清除、脑室穿刺引流、经皮钻孔血肿穿刺抽吸等手术治疗。一般认为,手术应在发病后 6~24 小时内进行。

**（六）亚低温治疗**

亚低温治疗是脑出血的辅助治疗方法,可能有一定效果,可在临床中试用。

**（七）康复治疗**

患者生命体征平稳、病情控制后,应尽早进行肢体、语言功能和心理的康复治疗。

## 三、短暂性脑缺血发作

**（一）抗血小板治疗**

对于非心源性栓塞性脑缺血发作,推荐给予抗血小板治疗。一般单独使用:①阿司匹林 50~325mg/d;②氯吡格雷 75mg/d;③小剂量阿司匹林 25mg/ 次和缓释双嘧达莫 200mg/ 次,2 次 / 日）。卒中风险较高者,如 TIA 或小卒中发病 1 个月内,可采用小剂量阿司匹林 50~150mg/d 与氯吡格雷 75mg/d 联合抗血小板治疗。

**（二）抗凝治疗**

对于心源性栓塞性脑缺血发作,可采用抗凝治疗。主要药物包括肝素、低分子肝素和华法林。一般短期使用肝素后改为口服华法林。华法林治疗目标为国际标准化比值（international normalized ratio,INR）达到 2~3,用药量根据结果调整。卒中高风险的脑缺血发作者应选用半衰期较短和较易中和抗凝作用的肝素,一旦脑缺血发作转变为脑梗死,可以迅速纠正凝血功能指标的异常,使之符合溶栓治疗的入选标准。对于频繁发作的脑缺血发作或椎-基底动脉系脑缺血发作以及抗血小板治疗无效的病例,也可考虑抗凝治疗。对行人工心脏瓣膜置换等卒中高度风险的脑缺血发作患者,还可考虑口服抗凝剂治疗,加用小剂量阿司匹林或双嘧达莫联合治疗。

**（三）扩容治疗**

纠正低灌注。

**（四）溶栓治疗**

对于新近发生的符合传统 TIA 定义者,即使神经影像学检查发现有明确的脑梗死责任病灶,目前也不作为溶栓治疗的禁忌证。若在临床症状再次发作时诊断为脑梗死,不应等待,应按照卒中指南积极进行溶栓治疗。

**（五）其他**

对于有高纤维蛋白原血症的 TIA 患者,可选用降纤酶治疗。

# 第二章　脑卒中专科护理评估

## 第一节　日常生活能力评估

Barthel 指数评定是一种常用的日常生活能力评定方法，主要用于检测患者独立生活活动能力变化，反映患者需要护理的程度（表 2-1-1）。

表 2-1-1　Barthel 指数评定量表

| 项目 | 评分标准 |
| --- | --- |
| 进食（指用合适的餐具将食物由容器送到口中，包括用筷子、勺子或叉子取食物、对碗/盘的把持、咀嚼、吞咽等过程） | □ 10 可独立进食（在合理的时间内独立进食准备好的食物） |
| | □ 5 需部分帮助（前述某个步骤需要帮助） |
| | □ 0 需极大帮助或完全依赖他人；鼻饲；禁食 |
| 洗澡 | □ 5 准备好洗澡水后，可自己独立完成 |
| | □ 0 在洗澡过程中需他人帮助 |
| 修饰（包括洗脸、刷牙、梳头、刮脸等） | □ 5 可自己独立完成 |
| | □ 0 需他人帮助 |
| 穿衣（包括穿/脱衣服、系扣子、拉拉链、穿/脱鞋袜、系鞋带等） | □ 10 可独立完成 |
| | □ 5 需部分帮助（能自己穿或脱，但需他人帮助整理衣物、系扣子、拉拉链、鞋带等） |
| | □ 0 需极大帮助或完全依赖他人 |
| 大便控制 | □ 10 可控制大便，有造口者自行更换造口袋 |
| | □ 5 偶尔失控，有造口者部分依赖护士更换造口袋 |
| | □ 0 完全失控，有造口者完全依赖护士更换造口袋 |

续表

| 项目 | 评分标准 |
|---|---|
| 小便控制 | □ 10 可控制小便 |
| | □ 5 偶尔失控 |
| | □ 0 完全失控、导尿 |
| 如厕（包括擦净、整理衣裤、冲水等过程） | □ 10 可独立完成 |
| | □ 5 需部分帮助（需他人搀扶、需他人帮忙冲水或整理衣裤等） |
| | □ 0 需极大帮助或完全依赖他人 |
| 床椅转移 | □ 15 可独立完成 |
| | □ 10 需部分帮助（1 人，需他人搀扶或使用拐杖） |
| | □ 5 需极大帮助（2 人，较大程度上依赖他人搀扶和帮助） |
| | □ 0 完全依赖他人 |
| 平地行走 | □ 15 可独立在平地上行走超过 45m |
| | □ 10 需部分帮助（需他人搀扶或使用拐杖、助行器等辅助用具） |
| | □ 5 需极大帮助（行走时较大程度上依赖他人搀扶，或坐在轮椅上自行在平地上移动） |
| | □ 0 完全依赖他人 |
| 上下楼梯 | □ 10 可独立上下楼梯 15~20 级台阶 |
| | □ 5 需部分帮助（需扶楼梯、他人搀扶，或使用拐杖等） |
| | □ 0 需极大帮助或完全依赖他人 |

总分□□□

1. 评分结果为条目各项得分之和

2. 评分结果可分为 4 个等级：①生活自理：100 分，日常生活活动能力良好，不需他人帮助；②轻度功能障碍：99~61 分，能独立完成部分日常活动，但需一定帮助；③中度功能障碍：60~41 分，需要极大帮助才能完成日常生活活动；④重度功能障碍：≤40 分，大部分日常生活活动不能完成或完全需人照护

# 第二节　吞咽功能评估

床旁吞咽评估是指在床旁根据卒中患者的症状和体征判断是否存在吞咽困难及其程度的方法,根据评估结果选出可安全经口进食的患者,并预测吞咽困难的并发症和预后。

## 一、洼田饮水试验

洼田饮水试验是评定吞咽障碍的试验方法,其操作简单、分级清楚,适用于神志清楚、检查合作的人(表 2-2-1)。测试时,照护者向患者做好解释,使其放松心情,取端坐位,喝下 30mL 温开水,观察所需时间和呛咳情况。如果患者发生呛咳,应立即停止试验,照护者协助患者取坐位并身体前倾,轻叩其背部,协助其将水咳出。

表 2-2-1　洼田饮水试验分级标准

| 分级 | 表现 |
| --- | --- |
| Ⅰ级 | 能顺利地一次将水咽下 |
| Ⅱ级 | 分 2 次以上,能不呛咳地咽下 |
| Ⅲ级 | 能 1 次咽下,但有呛咳 |
| Ⅳ级 | 分 2 次以上咽下,但有呛咳 |
| Ⅴ级 | 频繁呛咳,不能全部咽下 |

1. 正常吞咽:Ⅰ级(5 秒之内完成);2. 可疑吞咽障碍:Ⅰ级(5 秒以上完成)或Ⅱ级;3. 吞咽障碍:Ⅲ~Ⅴ级

## 二、体积黏度筛查实验

洼田饮水试验只能评估患者对于液体食物的吞咽情况,因此建议洼田饮水试验阳性者使用体积黏度筛查实验(volume viscosity screening test, V-VST)进一步评估吞咽功能。V-VST 是指通过给予患者不同黏稠程度及体积的液体来评估吞咽的安全性(如湿性嗓音、咳嗽)及有效性(如口唇闭合功能、口腔或咽部残留及块状吞咽)。对于患多种疾病的住院和独居者, V-VST 都是一种快捷(5~10 分钟即可完成)、安全和准确的吞咽困难筛查方法(图 2-2-1)。

13

吞咽安全　　　　　　　　　吞咽糖浆稠度试剂时　　　　　吞咽水试剂时
　　　　　　　　　　　　　　出现不安全征象　　　　　　　出现不安全征象

糖浆稠度试剂开始　　　　　糖浆稠度试剂开始　　　　　　糖浆稠度试剂开始

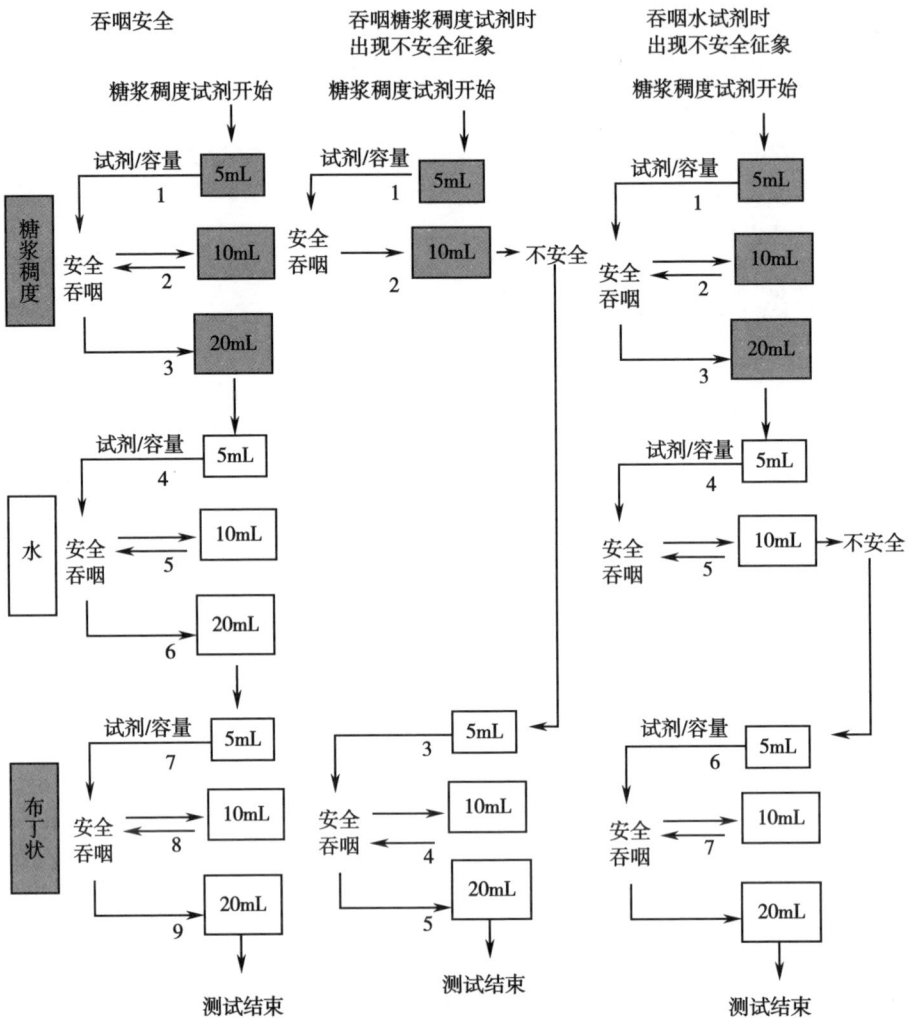

**图 2-2-1　体积黏度筛查实验（V-VST）流程**

1. 可与洼田饮水试验联合评估患者的吞咽功能

2. 准备的 3 种状态稠度试剂应温度适宜（保持在 36℃~40℃），勿过凉或过热

3. 根据不同测试结果给予相应饮食指导：保证吞咽过程安全的前提下，选择从最低稠度类食物进食，逐渐增稠

# 第三节　运动功能评估

通过肌力、肌张力的检查可评估患者主动运动或对抗阻力的能力，并观察其肌肉的运动幅度和运动持续时间（表 2-3-1），从而体现运动功能。

表 2-3-1　肌肉六级记录法

| 分级 | 表现 |
| --- | --- |
| 0 级 | 完全瘫痪,肌肉无收缩 |
| 1 级 | 肌肉可收缩,但不能产生运动 |
| 2 级 | 肢体能在床面上移动,但不能抵抗自身重力,即不能抬起 |
| 3 级 | 肢体能抵抗重力离开床面,但不能抵抗阻力 |
| 4 级 | 肢体能做抗阻力动作,但不完全 |
| 5 级 | 正常肌力 |

## 一、肌张力

肌张力是肌肉松弛状态的紧张度和被动运动时遇到的阻力。检查肌张力时,嘱患者全程放松肌肉,勿主动发力,照护者触摸感受患者肌肉的硬度和紧张程度,然后握住患者肢体做被动屈伸动作(图 2-3-1)。若患者肌肉松弛、柔软,阻力减低,关节活动范围大,可判断为肌张力减低;若患者肌肉较硬,阻力增加,关节活动范围小,可判断为肌张力增高。

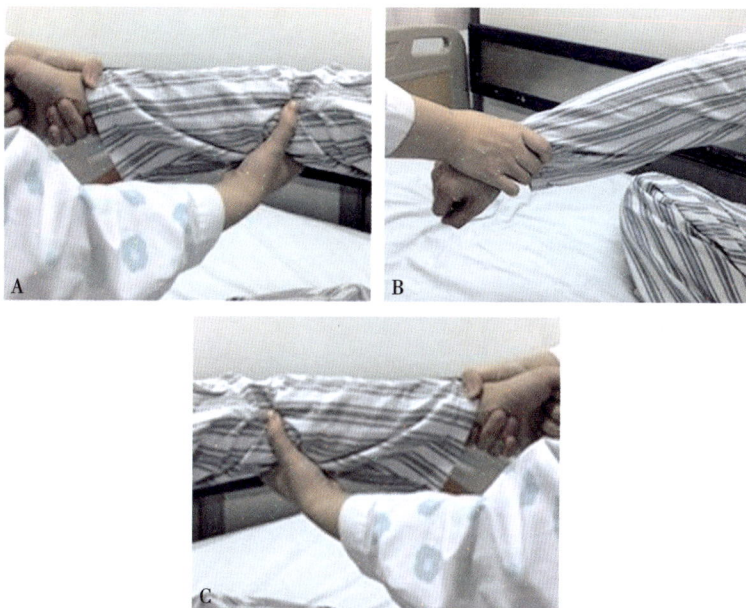

**图 2-3-1　肌张力检查**
A. 感受肌肉的硬度;B. 感受肌肉的紧张程度;C. 握住患者肢体,做被动屈伸动作

## 二、肌力

肌力是指肢体主动运动时肌肉产生的收缩力。肌力检查一般以关节为中心检查肌群的伸、屈、外展、内收、旋前和旋后等功能。照护者在检查时应关注患者感受,勿过度牵拉。

1. 上肢肌力检查　让患者分别做上臂水平外展、肘部屈曲、肘部伸直3个动作并维持,照护者施加阻力尝试与其动作抵抗(图2-3-2)。

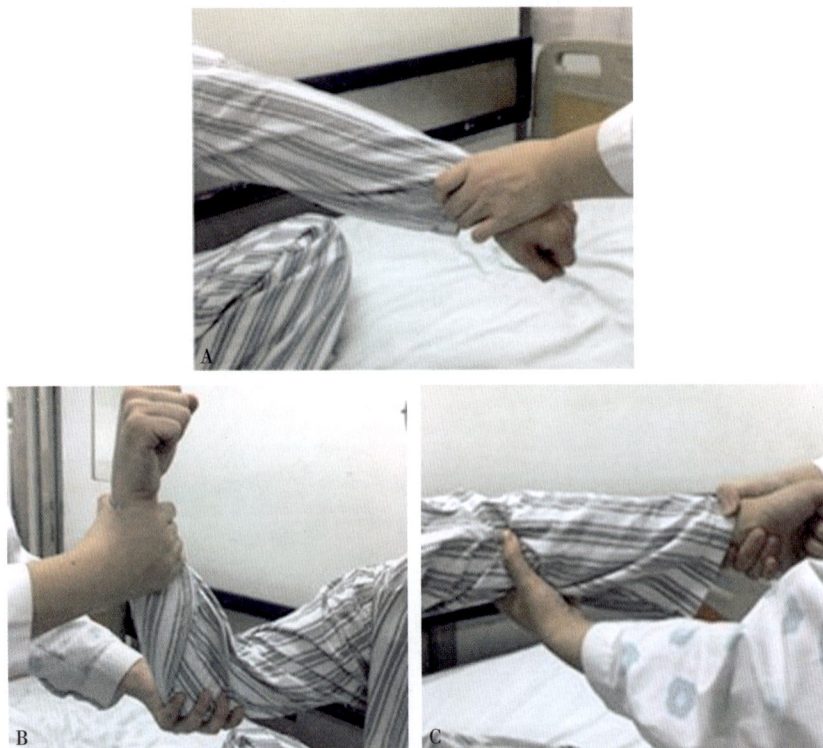

**图2-3-2　上肢肌力检查**
A. 上臂水平外展;B. 肘部屈曲;C. 肘部伸直

2. 手部肌群肌力检查　让患者紧握照护者的示指与中指,照护者感受其握力,并用力回抽手指(图2-3-3)。

3. 下肢肌力检查　①让患者仰卧,伸膝,照护者一手抬扶患者膝关节,一手握住其踝部,施加阻力使其屈膝;②让患者俯卧,下肢伸直,抬高下肢,照护者施加阻力(图2-3-4)。

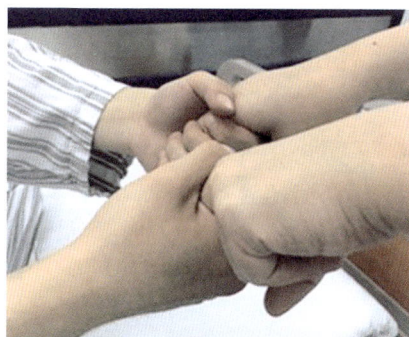

图 2-3-3　手部肌群肌力检查

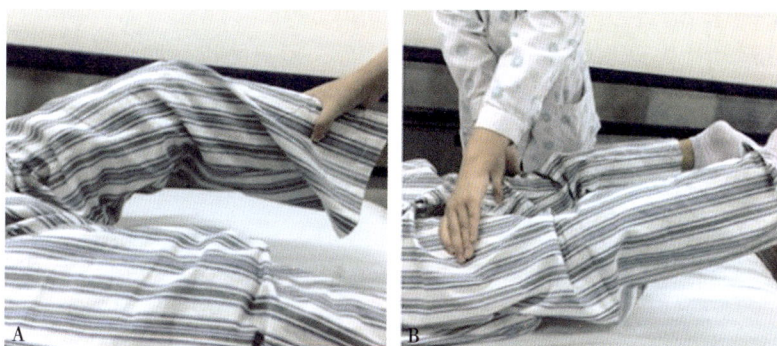

图 2-3-4　下肢肌力检查

A. 屈膝；B. 下肢抬高

4. 足部肌力检查　①让患者维持足部背屈,照护者下压足背;②让患者膝部伸直,足跖屈,照护者施加阻力,感受其力度(图 2-3-5)。

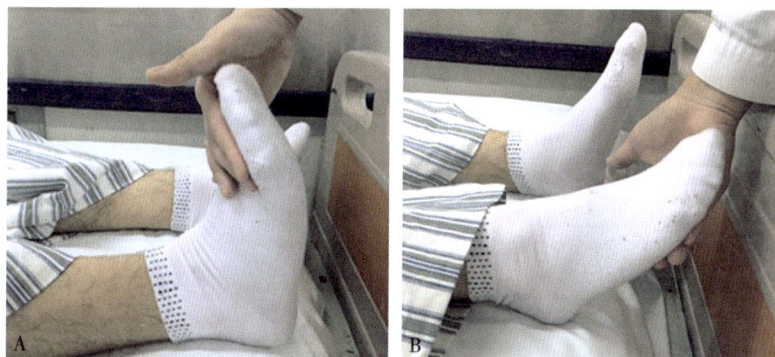

图 2-3-5　足部肌力检查

A. 足部背屈；B. 足跖屈

# 第四节　语言功能评估

失语是指在神志清楚、意识正常、发音和构音没有障碍的情况下,大脑皮质语言功能区病变导致的言语交流能力障碍,表现为自发谈话、听理解、复述、命名、阅读和书写6个基本能力残缺或丧失,如构音正常但表达障碍,肢体运动功能正常但书写障碍,视力正常但阅读障碍,听力正常但言语理解障碍等。

照护者与患者进行简单的谈话沟通、提问,如"您叫什么名字""现在是什么季节""把您的左手抬起来"等,即可评估其语言功能是否正常。评估时宜用患者惯用的语言,并且语速缓慢、态度和蔼。

1. 运动性失语　患者能理解他人的言语,但只能讲一两个简单的词或短语,呈现非流利性失语,复述功能完整保留。

2. 感觉性失语　听觉理解障碍,对简单词汇和复杂语句的理解均有明显障碍;讲话流利,但语言空洞、混乱而割裂,找词困难,经常答非所问;复述功能相对完整,但常不能理解所复述语句的含义。

3. 混合性失语　运动性失语和感觉性失语并存,突出特点是复述相对好。

# 第五节　认知功能评估

## 一、简易精神状态检查表

简易精神状态检查(mini-mental state of examination,MMSE)(表2-5-1)是应用最广的认知功能筛查量表,内容覆盖记忆力、定向力、注意力、计算力、语言能力和视空间能力,对识别认知正常者与认知障碍患者有很好的价值。

表 2-5-1　简易精神状态检查表

| 项目 | | 得分 | | | | |
|---|---|---|---|---|---|---|
| 定向力(10分) | 1. 现在是哪一年 | | | | 1 | 0 |
| | 现在是什么季节 | | | | 1 | 0 |
| | 现在是几月份 | | | | 1 | 0 |
| | 今天是几号 | | | | 1 | 0 |
| | 今天是星期几 | | | | 1 | 0 |

续表

| 项目 | | | | | 得分 | | |
|---|---|---|---|---|---|---|---|
| 定向力<br>（10分） | 2. 您住在哪个省 | | | | | | 1 | 0 |
| | 您住在哪个区（县） | | | | | | 1 | 0 |
| | 您住在哪个乡（街道） | | | | | | 1 | 0 |
| | 您现在在哪个医院 | | | | | | 1 | 0 |
| | 您现在在第几层楼 | | | | | | 1 | 0 |
| 记忆力<br>（3分） | 3. 告诉您3种东西，我说完后，请您重复一遍并记住，过一会还会问您（各1分，共3分） | | | | 3 | 2 | 1 | 0 |
| 注意力和计算力<br>（5分） | 4. 100-7=? 连续减5次（答案为93、86、79、72、65，各1分，共5分。若答错一个，但下一个答案正确，只记一次错误） | 5 | 4 | 3 | 2 | 1 | 0 |
| 回忆能力<br>（3分） | 5. 现在请您说出我刚才让您记住的那些东西 | | | | 3 | 2 | 1 | 0 |
| 语言能力<br>（9分） | 6. 命名能力<br>出示手表，问"这个是什么东西" | | | | | | 1 | 0 |
| | 出示钢笔，问"这个是什么东西" | | | | | | 1 | 0 |
| | 7. 复述能力<br>我现在说一句话，请您清楚地重复一遍"四十四只石狮子" | | | | | | 1 | 0 |
| | 8. 阅读能力<br>请您念念这句话，并按上面意思去做:闭上你的眼睛 | | | | | | 1 | 0 |
| | 9. 三步命令<br>我给您一张纸，请您按我说的去做，现在开始:"用右手拿起这张纸，用两只手将它对折起来，放在您的左腿上"（每个动作1分，共3分） | | | | 3 | 2 | 1 | 0 |
| | 10. 书写能力<br>要求受试者自己写一句完整的句子 | | | | | | 1 | 0 |

续表

| 项目 | | 得分 | | | | | |
|---|---|---|---|---|---|---|---|
| 语言能力<br>（9分） | 11. 结构能力<br>（出示图案）<br><br><br><br>请您照上面图案画下来 | | | | | | 1 | 0 |

1. 认知功能障碍:最高得分为 30 分,27~30 分为正常,<27 分为认知功能障碍
2. 痴呆划分标准:文盲≤17 分,小学程度≤20 分,中学或以上程度≤24 分

## 二、蒙特利尔认知评估量表

蒙特利尔认知评估（Montreal cognitive assessment,MoCA）量表（表 2-5-2）覆盖注意力、执行力、记忆力、语言、视空间与执行能力、抽象思维、计算力、定向力等认知领域。与 MMSE 量表相比,MoCA 量表评价的认知领域更多并且更复杂,更强调对执行功能和注意力方面的认知功能评估。

# 第六节　感觉障碍评估

感觉是作用于各个感受器的各种形式的刺激在人脑中的直接反应。感觉包括两大类:特殊感觉（视觉、听觉、味觉和嗅觉）和一般感觉（浅感觉、深感觉和复合感觉）。感觉障碍是神经系统疾病常见的症状和体征。感觉系统检查主观性强,宜在环境安静、被检查者情绪稳定的情况下进行。检查者应耐心、细致,尽量使被检查者充分配合。检查顺序自感觉缺失部位向正常部位,自肢体远端向近端。检查时,注意左右、远近端对比,必要时重复检查,切忌暗示性提问,以获取准确的资料。

## 一、浅感觉

浅感觉包括来自皮肤和黏膜的痛觉、温度觉和触觉。评估时,保持室内安静、明亮。检查者用经过处理的大头针的尖端和钝端交替轻刺被检查者皮肤,询问是否疼痛,每次轻重尽量一致;让被检查者闭目,用棉花捻成细条,轻触其皮肤,询问触碰部位,或者让其随着照护者的触碰说出"1、2、3……";用装冷水和热水的玻璃杯,分别接触被检查者的皮肤,让其辨别冷、热感。注意,如果被

表 2-5-2　蒙特利尔认知评估量表

| 项目 | | 得分 |
|---|---|---|
| 视空间与执行功能 | 画钟表（11 点过 10 分）（3 分）<br><br>复制立方体<br>[ ]<br><br>轮廓[ ]　指针[ ]　数字[ ] | ___ /5 |
| 命名 | | ___ /3 |

21

续表

| 项目 | | 面孔 | 天鹅绒 | 教堂 | 菊花 | 红色 | 得分 |
|---|---|---|---|---|---|---|---|
| 记忆力 读出下列词语，然后由患者重复（上述过程重复2次，5分钟后回忆） | 第一次 | | | | | | 不计分 |
| | 第二次 | | | | | | |
| 注意力 读出下列数字，请患者重复（每秒1个） | | | 顺背 21854 [ 　 ] | | | | ＿/2 |
| | | | 倒背 742 [ 　 ] | | | | |
| 读出下列数字，每当数字1出现时敲1下桌面，错误数≥2不给分 | | 52139411806215194511141905112 [ 　 ] | | | | | ＿/2 |
| 计算力 100连续减7 | | 93 [ 　 ] | 86 [ 　 ] | 79 [ 　 ] | 72 [ 　 ] | 65 [ 　 ] | ＿/3 |
| 4~5个正确给3分，2~3个正确给1分，全部错误为0分 | | | | | | | |
| 语言 重复：我只知道今天张亮是来帮过忙的人 [ 　 ] | | | | | | | ＿/2 |
| 狗在房间的时候，猫总是躲在沙发下面 [ 　 ] | | | | | | | |
| 流畅性：在1分钟内尽可能多地说出动物的名字（N≥11）＿＿＿ | | | | | | | ＿/1 |
| 抽象思维 词语相似性（举例：香蕉—橘子＝水果）：火车—自行车 [ 　 ]；手表—尺子 [ 　 ] | | | | | | | ＿/2 |
| 延迟回忆 回忆时不提醒 | | 面孔 [ 　 ] | 天鹅绒 [ 　 ] | 教堂 [ 　 ] | 菊花 [ 　 ] | 红色 [ 　 ] | ＿/2 |
| 分类提示 | | | | | | 仅根据非 | ＿/2 |
| 多选提示 | | | | | | 示记忆得分 | ＿/2 |
| 定向力 | 日期 [ 　 ] | 月份 [ 　 ] | 年代 [ 　 ] | 星期几 [ 　 ] | 地点 [ 　 ] | 城市 [ 　 ] | ＿/6 |
| 总分 | | | | | | | ＿/30 |

如果受教育年限≤12年则加1分；≥26分属于正常

检查者痛、触觉无改变,一般可不必再查温度觉;如果被检查者有感觉障碍,应注意部位、范围,防止烫伤。

浅感觉障碍可分为:①感觉过敏,即对刺激的感受能力异常增高;②感觉减退和感觉缺失,即对刺激的感受能力下降;③感觉倒错,即对刺激物的性质产生错误的感觉。

## 二、深感觉

深感觉包括来自肌肉、肌腱、骨膜和关节的运动觉、位置觉等。评估时,保持室内安静、明亮,并嘱被检查者保持平静、闭目。①检查者用拇指和示指轻轻夹住其手指或足趾末节两侧,上下移动,让其辨别"向上"还是"向下",如感觉不明显可加大活动幅度;②检查者将其肢体摆成某一姿势,请其描述该姿势或用对侧肢体模仿。注意,检查者动作需轻柔。若被检查者对侧肢体模仿正确、位置判断正确,可判断其深感觉正常;若被检查者对侧肢体模仿不正确、位置判断错误,则可判断其深感觉减弱。

# 第七节 心理-精神障碍评估

脑卒中是临床常见的神经系统疾病,临床表现为突发性意识、语言及运动障碍,严重影响患者的身心健康。初发脑卒中患者中出现抑郁、焦虑者达20%~30%,在脑卒中复发患者中这个比例高达50%以上。抑郁、焦虑对患者的治疗和预后产生重要影响。

## 一、焦虑

焦虑自评量表(self-rating anxiety scale,SAS)适用于具有焦虑症状的成年人,能够较好地反映焦虑者的主观感受,具有广泛应用性(表 2-7-1)。

表 2-7-1 焦虑自评量表

| 项目 | 得分 | | | |
|---|---|---|---|---|
| | 没有或很少时间(过去 1 周内出现这类情况的时间不超过 1 天) | 小部分时间(过去 1 周内有 1~2 天出现这种情况) | 相当多时间(过去 1 周内有 3~4 天出现这类情况) | 绝大部分或全部时间(过去 1 周内有 5~7 天出现这类情况) |
| 我觉得比平时容易紧张或着急 | 1 | 2 | 3 | 4 |
| 我无缘无故地感到害怕 | 1 | 2 | 3 | 4 |

续表

| 项目 | 得分 | | | |
|---|---|---|---|---|
| | 没有或很少时间（过去1周内出现这类情况的时间不超过1天） | 小部分时间（过去1周内有1~2天出现这种情况） | 相当多时间（过去1周内有3~4天出现这类情况） | 绝大部分或全部时间（过去1周内有5~7天出现这类情况） |
| 我容易心里烦乱或感到惊恐 | 1 | 2 | 3 | 4 |
| 我觉得我可能将要发疯 | 1 | 2 | 3 | 4 |
| 我觉得一切都很好 | 4 | 3 | 2 | 1 |
| 我手脚发抖打战 | 1 | 2 | 3 | 4 |
| 我因为头疼、颈痛和背痛而苦恼 | 1 | 2 | 3 | 4 |
| 我觉得容易衰弱和疲乏 | 1 | 2 | 3 | 4 |
| 我觉得心平气和并且容易安静坐着 | 4 | 3 | 2 | 1 |
| 我觉得心跳得很快 | 1 | 2 | 3 | 4 |
| 我因为一阵阵头晕而苦恼 | 1 | 2 | 3 | 4 |
| 我有晕倒发作或觉得要晕倒似的 | 1 | 2 | 3 | 4 |
| 我吸气、呼气都感到很容易 | 4 | 3 | 2 | 1 |
| 我的手脚麻木和刺痛 | 1 | 2 | 3 | 4 |
| 我因为胃痛和消化不良而苦恼 | 1 | 2 | 3 | 4 |
| 我常常要小便 | 1 | 2 | 3 | 4 |
| 我的手脚常常是干燥、温暖的 | 4 | 3 | 2 | 1 |
| 我脸红、发热 | 1 | 2 | 3 | 4 |
| 我容易入睡并且一夜睡得很好 | 4 | 3 | 2 | 1 |
| 我做噩梦 | 1 | 2 | 3 | 4 |

　　主要统计指标为总分,总分乘以1.25取整数即为标准分。标准分<50分为正常,50~60分为轻度焦虑,61~70分为中度焦虑,>70分为重度焦虑

## 二、抑郁

抑郁自评量表（self-rating depression scale，SDS）用于衡量抑郁状态的程度（表 2-7-2）。

表 2-7-2 抑郁自评量表

| 项目 | 得分 | | | |
|---|---|---|---|---|
| | 没有或很少时间（过去 1 周内出现这类情况的时间不超过 1 天） | 小部分时间（过去 1 周内有 1~2 天出现这种情况） | 相当多时间（过去 1 周内有 3~4 天出现这类情况） | 绝大部分或全部时间（过去 1 周内有 5~7 天出现这类情况） |
| 我觉得闷闷不乐，情绪低沉 | 1 | 2 | 3 | 4 |
| 我觉得一天中早晨最好 | 4 | 3 | 2 | 1 |
| 我一阵阵哭出来或觉得想哭 | 1 | 2 | 3 | 4 |
| 我晚上睡眠不好 | 1 | 2 | 3 | 4 |
| 我吃得跟平常一样多 | 4 | 3 | 2 | 1 |
| 我与异性密切接触时和以往一样感到愉快 | 4 | 3 | 2 | 1 |
| 我发现体重在下降 | 1 | 2 | 3 | 4 |
| 我有便秘的苦恼 | 1 | 2 | 3 | 4 |
| 我心跳比平常快 | 1 | 2 | 3 | 4 |
| 我无缘无故地感到疲乏 | 1 | 2 | 3 | 4 |
| 我的头脑跟平常一样清楚 | 4 | 3 | 2 | 1 |
| 我觉得做经常做的事情没有困难 | 4 | 3 | 2 | 1 |
| 我觉得不安而平静不下来 | 1 | 2 | 3 | 4 |
| 我对将来抱有希望 | 4 | 3 | 2 | 1 |
| 我比平常容易生气、激动 | 1 | 2 | 3 | 4 |
| 我觉得做出决定是容易的 | 4 | 3 | 2 | 1 |
| 我觉得自己是个有用的人，有人需要我 | 4 | 3 | 2 | 1 |

续表

| 项目 | 得分 | | | |
|------|------|------|------|------|
| | 没有或很少时间(过去1周内出现这类情况的时间不超过1天) | 小部分时间(过去1周内有1~2天出现这种情况) | 相当多时间(过去1周内有3~4天出现这类情况) | 绝大部分或全部时间(过去1周内有5~7天出现这类情况) |
| 我的生活过得很有意思 | 4 | 3 | 2 | 1 |
| 我认为如果我死了,别人会生活得好些 | 1 | 2 | 3 | 4 |
| 平常感兴趣的事我照样感兴趣 | 4 | 3 | 2 | 1 |

计算公式:抑郁严重程度指数 = 各条目累计分 ÷80(最高总分)

指数范围:0.25~1.0

指数越高,抑郁程度越重:<0.53 为正常;0.53~0.62 为轻微至轻度抑郁;0.63~0.72 为中度抑郁;>0.73 为重度抑郁

# 第八节　排便功能评估

## 一、便秘

便秘是脑卒中患者常见的症状,目前常用的评估量表为便秘 Wexner 评分(Wexner continence grading scale)(表 2-8-1)。

表 2-8-1　便秘 Wexner 评分

| 项目 | 分值 | | | | | 得分 |
|------|------|------|------|------|------|------|
| | 0分 | 1分 | 2分 | 3分 | 4分 | |
| 1. 排便频率 | 每1~2天1~2次 | 每周2次 | 每周1次 | 每周<1次 | 每个月<1次 | |
| 2. 排便困难 | 从不 | 很少 | 有时 | 通常 | 总是 | |
| 3. 完整性:有排便不完全的感觉 | 从不 | 很少 | 有时 | 通常 | 总是 | |
| 4. 疼痛 | 从不 | 很少 | 有时 | 通常 | 总是 | |
| 5. 时间:在厕所的时间(分钟) | <5 | 5~10 | 10~20 | 20~30 | >30 | |

续表

| 项目 | 分值 | | | | | 得分 |
|---|---|---|---|---|---|---|
| | 0分 | 1分 | 2分 | 3分 | 4分 | |
| 6. 辅助:辅助形式 | 没有 | 刺激性泻药 | 手指协助或灌肠 | – | – | |
| 7. 失败:24小时尝试排便失败次数 | 无 | 1~3次 | 3~6次 | 6~9次 | 超过9次 | |
| 8. 病史:便秘持续时间(年) | 0 | 1~5 | 5~10 | 10~20 | 超过20 | |

评分标准及临床意义:最高分30分,最低分0分,分数越高便秘越严重

## 二、急性尿潴留

急性尿潴留(acute urinary retention,AUR)是指急性发生的膀胱胀满而无法排尿,常伴随明显尿意而引起的疼痛和焦虑,严重影响患者的生活质量。常见AUR的诱因包括:过量液体摄入、尿路感染、前列腺炎症、饮酒过量等。评估时,嘱被检查者仰卧屈膝,检查者采用单手滑行,以右手自脐开始向耻骨方向触摸;由耻骨联合上方逐步向外轻轻叩击,或由外周向耻骨联合上方轻轻叩击。检查时,检查者可与被检查者交谈,使其转移注意力,减少腹肌紧张。叩击要按从上到下,从前到后的顺序,并作两侧对比。若膀胱空虚时隐于盆腔内,不易触到为正常;若在下腹正中部触到有压痛、不能被推移、呈横置的椭圆形或球形的弹性肿物,压按时有尿意,叩击出圆形浊音区,即为尿潴留。

## 三、失禁

失禁是指大小便不由自主地流出的现象,包括尿失禁(urinary incontinence,UI)及大便失禁(fecal incontinence,FI)两种情况。需长期卧床的脑卒中患者常存在运动功能障碍和(或)营养失衡等问题,如果大小便失禁使皮肤长时间被排泄物所浸渍,极易发生失禁相关性皮炎(incontinence-associated dermatitis,IAD)和皮肤感染等并发症。这不仅给患者带来痛苦,增加医疗成本,也给居家护理带来负担及难题。

### (一)尿失禁

国际尿失禁咨询问卷简表(international consultation on incontinence questionnaire-shortform,ICIQ)主要用于评估尿失禁的发生频率、导致尿失禁的原因以及对生活质量的影响(表2-8-2)。

## 表2-8-2　国际尿失禁咨询问卷简表

| | | |
|---|---|---|
| 1. 您的出生日期: | 年　　月　　日 | |
| 2. 性别(在空格处打✔) | 男(　　) | 女(　　) |

3. 您漏尿的次数(在空格内打✔)

| | |
|---|---|
| 从来不漏尿 | ☐ 0 |
| 一周大约漏尿1次或不到1次 | ☐ 1 |
| 一周漏尿2次或3次 | ☐ 2 |
| 每天大约漏尿1次 | ☐ 3 |
| 一天漏尿数次 | ☐ 4 |
| 一直漏尿 | ☐ 5 |

4. 我们想知道您认为自己漏尿的量是多少

在通常情况下,您的漏尿量是多少(不管您是否使用了防护用品)(在空格内打✔)

| | |
|---|---|
| 不漏尿 | ☐ 0 |
| 少量漏尿 | ☐ 2 |
| 中等量漏尿 | ☐ 4 |
| 大量漏尿 | ☐ 6 |

5. 总体上看,漏尿对您日常生活影响程度如何

请在0(表示没有影响)~10(表示有很大影响)之间的某个数字上画圈

0　1　2　3　4　5　6　7　8　9　10

ICIQ评分(把第3、4、5个问题的分数相加),得分:_____

6. 您什么时候发生漏尿(请在与您情况相符的空格画✔)

| | |
|---|---|
| 从不漏尿 | ☐ |
| 未到达厕所就有尿液漏出 | ☐ |
| 在咳嗽或打喷嚏时漏尿 | ☐ |
| 在睡着时漏尿 | ☐ |
| 在活动或体育运动时漏尿 | ☐ |
| 在小便完和穿好衣服时漏尿 | ☐ |
| 在没有明显理由的情况下漏尿 | ☐ |
| 在所有时间内漏尿 | ☐ |

1. 请患者仔细回想近4周来的症状,尽可能回答以上问题

2. 第3、4、5问题评分之即为总分,得分越高,代表尿失禁越重

3. 根据问卷评分值将尿失禁严重度分为3个等级:总分<7分为轻度,7~14分为中度,≥14分为重度

### （二）大便失禁

大便失禁是指患者至少 1 个月以上反复发生不能控制的排便。Wexner 评分是目前国际上公认的判断排便失禁严重程度的方法（表 2-8-3）。

表 2-8-3　大便失禁 Wexner 评分

| 大便失禁类型 | 频率 | | | | |
| --- | --- | --- | --- | --- | --- |
| | 从不 | 很少 | 有时 | 经常 | 总是 |
| 固体粪便失禁 | 0 | 1 | 2 | 3 | 4 |
| 液体粪便失禁 | 0 | 1 | 2 | 3 | 4 |
| 肠胃气失禁 | 0 | 1 | 2 | 3 | 4 |
| 需要穿戴护垫 | 0 | 1 | 2 | 3 | 4 |
| 生活方式改变 | 0 | 1 | 2 | 3 | 4 |

1. 评分包括 5 个项目，需要持续 4 周以上，每个项目根据总是到从不进行评分
2. 5 个项目得分总和为总分数，范围为 0~20 分，表示从完全可控至完全失禁

### （三）失禁相关性皮炎

失禁相关性皮炎（incontinence-associated dermatitis，IAD）是大小便失禁引起的并发症之一，会降低皮肤对压力和摩擦力的耐受性，破坏皮肤原有的完整性，是失禁患者常见的护理问题之一。

1. IAD 部位　IAD 往往会影响女性大阴唇或男性阴囊的褶皱，以及腹股沟褶皱，还可遍及下腹部以及大腿前和内部。与大便失禁相关的 IAD 源于肛周部位，通常累及臀沟和臀部，并且会向上延伸至骶尾部和背部，向下延伸至大腿后部（图 2-8-1）

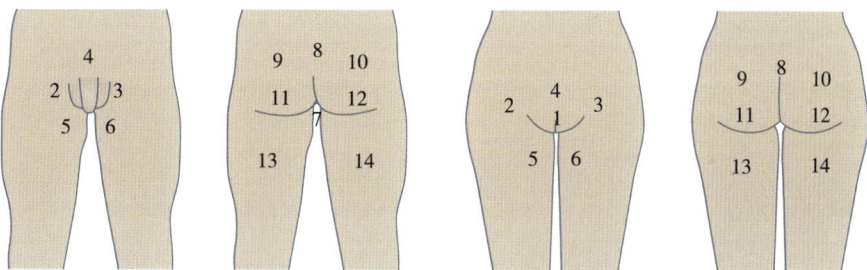

图 2-8-1　IAD 发生部位

1. 生殖器（阴唇 / 阴囊）；2. 生殖器与大腿之间的右腹股沟褶皱（皱褶）；3. 左腹股沟褶皱（生殖器与大腿之间的皱褶）；4. 下腹部 / 耻骨弓；5. 右大腿内侧；6. 左大腿内侧；7. 肛周皮肤；8. 臀沟（臀部之间的皱褶）；9. 左上方臀部；10. 右上方臀部；11. 左下方臀部；12. 右下方臀部；13. 左大腿后部；14. 右大腿后部

2. IAD 严重程度评估 IAD 严重程度评估量表（incontinence-associated dermatitis severity instrument, IADS）评估容易发生 IAD 的 13 个区域, 分别为会阴部、臀裂、左上臀、右上臀、左下臀、右下臀、外生殖器（阴唇 / 阴囊）、下腹部 / 耻骨弓上皮肤、腹股沟、左大腿内侧、右大腿内侧、左大腿后侧、右大腿后侧。每个区域的严重程度分为红斑（粉红色、红色）、红疹、皮肤缺失, 并赋予相应的分值, 根据所有发生 IAD 区域的总分判断 IAD 的严重程度（表 2-8-4）。

表 2-8-4 IAD 严重程度评估量表

| 评估项目 | 0 分 | 1 分 |
|---|---|---|
| 红斑（粉红、红色）<br> | 未发生 | 已发生 |
| 红疹<br> | 未发生 | 已发生 |
| 皮肤缺失<br> | 未发生 | 已发生 |

1. 每个条目计分为 0 或 1 分, 根据所有区域的总分判断 IAD 的严重程度, 得分越高表示 IAD 皮肤损伤越严重

2. 注意, 须在清洁后评估

30

# 第九节　改良 Rankin 评级

在较少的几个残障评定量表中,改良 Rankin 评级量表(表 2-9-1)是最著名的一个,用于脑卒中结局测量。该量表通过询问患者室内外日常生活活动情况,进行综合判断,不仅能评定患者的全部独立生活能力,而且可通过对比发病前的情况,判断此次卒中事件对患者造成的新影响。需要注意的是,该量表仅考虑脑卒中以后发生的症状,用来衡量脑卒中后功能恢复的结果。

表 2-9-1　改良 Rankin 评级量表

| 评价内容 | 分级 |
| --- | --- |
| 完全无症状 | 0 |
| 尽管有症状,但无明显功能障碍,能完成所有日常工作和活动 | 1 |
| 轻度残疾,不能完成病前所有活动,但不需帮助能照顾自己的日常事务 | 2 |
| 中度残疾,要求一些帮助,但行走不需帮助 | 3 |
| 重度残疾,不能独立行走,无他人帮助不能满足自身需求 | 4 |
| 严重残疾,卧床、大小便失禁,要求持续护理和关注 | 5 |

1. 假如患者不需外界帮助,可在某些辅助装置的辅助下行走,则被视为能够独立行走
2. 如果两个级别对患者似乎同样适用,而一步提问不太可能做出明确判断,选择较为严重的一级并且进一步提问,若仍然不太可能做出绝对正确的选择,则应选择较为严重的一级

# 第三章 脑卒中居家照护

## 第一节 居家患者健康档案

随着医学的发展，绝大多数脑卒中患者都因救治及时而存活，脑卒中后患者除了需要及时、有效的治疗，更需要良好的居家康复护理及健康管理，以尽量降低脑卒中复发率。居家患者健康档案（表 3-1-1、表 3-1-2）的建立为实施有效的居家照护提供了依据，可动态体现患者居家健康状况，便于照护者及时发现问题并处理。

### 表 3-1-1 个人基本信息表

姓名：_____ 　　　　　　　　　　编号：_____

| 性别 | □男　　　　□女 | | 年龄 | 岁 |
|---|---|---|---|---|
| 本人电话 | | 联系人姓名 | 联系人电话 | |
| 常住类型 | 1. 户籍　　　2. 非户籍 | 民族 | 1. 汉族　　　2. 少数民族 | |
| 血型 | 1. A 型　2. B 型　3. O 型　4. AB 型　5. 不详<br>RH 阴性：1. 否　2. 是　3. 不详 | | | |
| 文化程度 | 1. 文盲及半文盲　2. 小学　3. 初中　4. 高中 / 技校 / 中专　5. 大学专科及以上　6. 不详 | | | |
| 职业 | 1. 国家机关、党群组织、企业、事业单位负责人　2. 专业技术人员　3. 办事人员和有关人员　4. 商业、服务业人员　5. 农、林、牧、渔、水利业生产人员　6. 生产、运输设备操作人员及有关人员　7. 军人　8. 其他 | | | |
| 婚姻状况 | 1. 未婚　2. 已婚　3. 丧偶　4. 离婚 | | | |
| 医疗费用支付方式 | 1. 城镇职工基本医疗保险　2. 城镇居民基本医疗保险　3. 新型农村合作医疗　4. 贫困救助　5. 商业医疗保险　6. 公费　7. 自费 | | | |
| 家庭收入 | 1. <3000 元 / 月　2. 3000~5000 元 / 月　3. 5000~8000 元 / 月　4. >8000 元 / 月 | | | |

续表

| 照护者 | | 1. 无  2. 配偶  3. 子女  4. 父母  5. 保姆  6. 照护师 |
|---|---|---|
| 既往史 | 过敏史 | 药物:1. 无  2. 有:①青霉素  ②磺胺类  ③链霉素  ④其他<br>食物: |
| | 疾病史 | 1. 无  2. 脑卒中  3. 高血压  4. 糖尿病  5. 冠心病  6. 高血脂<br>7. 慢性阻塞性肺疾病  8. 恶性肿瘤  9. 其他 |
| | 手术 | 1. 无  2. 有:名称1 _____  时间_____ / 名称2 _____  时间_____ |
| | 外伤 | 1. 无  2. 有:名称1 _____  时间_____ / 名称2 _____  时间_____ |
| | 吸烟 | 1. 无  2. 有:每日____支,持续时间:____ |
| | 饮酒 | 1. 无  2. 有:每日____两,持续时间:____ |
| 服药情况 | | 1. 按时遵医嘱服用药物  2. 未按时遵医嘱服药 |
| 定期复检 | | 1. 定期复检  2. 未定期复检  3. 不复检 |

表 3-1-2　健康状况评估表

| 项目 | 日期 | | 首次<br>___年__月__日 | 第二次<br>___年__月__日 | 第三次<br>___年__月__日 |
|---|---|---|---|---|---|
| 生命体征(体温 / 脉搏 / 呼吸 /<br>血压) | | | | | |
| 生活照护 | 意识障碍 | 有 | | | |
| | | 无 | | | |
| | 活动 | 卧床 | | | |
| | | 局限座椅 | | | |
| | | 偶尔行走 | | | |
| | | 经常行走 | | | |
| | 排泄障碍 | 无 | | | |
| | | 小便 | | | |
| | | 大便 | | | |

续表

| 项目 日期 | | | 首次<br>___年__月__日 | 第二次<br>___年__月__日 | 第三次<br>___年__月__日 |
|---|---|---|---|---|---|
| 康复训练 | 肢体功能障碍 | 无 | | | |
| | | 单个肢体 | | | |
| | | 单侧肢体 | | | |
| | | 四肢 | | | |
| | 吞咽障碍 | 无 | | | |
| | | 有 | | | |
| | 言语障碍 | 无 | | | |
| | | 有 | | | |
| 风险与安全 | 感觉障碍 | 无 | | | |
| | | 有 | | | |
| | 跌倒/坠床(近6个月) | 无 | | | |
| | | 有 | | | |
| | 压疮 | 无 | | | |
| | | 有 | | | |
| | 携带管路 | 无 | | | |
| | | 有(管路名称) | | | |
| | 使用辅助工具 | 无 | | | |
| | | 有 | | | |
| 健康教育 | 疾病知晓水平 | 非常了解 | | | |
| | | 认识不足 | | | |
| | | 不了解 | | | |
| | 知识来源 | 无 | | | |
| | | 有 | | | |
| | 其他 | | | | |

若有肢体功能障碍,写明具体部位;若有排泄障碍,写明失禁或排泄困难

健康处方:□生活照护　□康复训练　□风险与安全　□健康教育

需要_____人士,进行_____护理

## 第二节　居家照护流程

完善居家患者健康档案,以居家照护流程(图 3-2-1)为指引,定期进行家庭访视,动态了解患者居家照护需求,明确并调整照护内容,为患者提供全面、专业的居家照护。

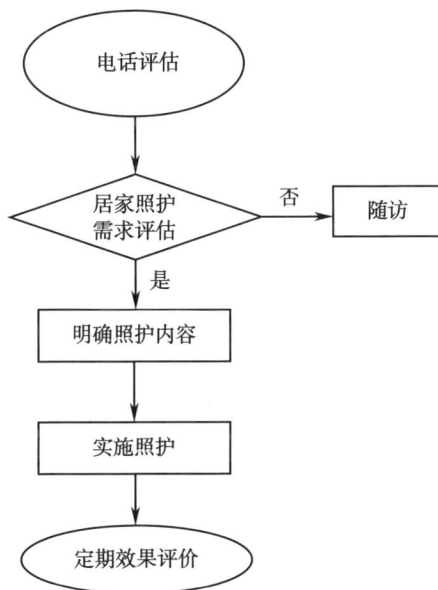

图 3-2-1　居家照护流程

## 第三节　居家日常生活照护

### 一、经口进食

脑卒中的常见症状有吞咽障碍、运动障碍及认知障碍等,可使患者不能安全、有效地经口进食,出现误吸、吸入性肺炎、营养不良、心理异常等诸多问题,严重影响生活质量。因此,脑卒中患者的居家照护应特别关注其进食情况,加强进食相关护理。

#### (一)照护目标

1. 评估吞咽功能,选择适宜进食的食物种类。

2. 合理搭配,保证营养均衡。

3. 最大限度地发挥患者自己的能力,鼓励自主进食,提高自理能力。

4. 协助患者经口进食,喂食过程中控制每口进食量,做好进食中的安全指导,发现并解决隐患事件。

**(二)物品准备**

餐具、围兜、纸巾、口腔清洁用物(如牙刷)、血氧饱和度监测仪(必要时)、吸痰器(有条件者)等。

**(三)操作程序**

1. 评估

(1)进食环境。

(2)患者的意识、精神状态、肢体活动情况及配合程度。

(3)患者的吞咽功能及进食途径。

(4)患者口腔清洁情况,有无食物残渣或痰液。

(5)食物温度及性状是否符合要求。

2. 技术流程

(1)向患者解释接下来准备用餐。

(2)环境准备:安静,避免交谈,最好无电视干扰,以免分散患者的注意力,影响吞咽。

(3)患者准备:在患者意识清醒及配合状态下进食;进食前协助患者清洁口腔和呼吸道分泌物。

(4)照护者准备:着装整洁,洗手。

(5)食物准备:本着先易后难、安全有效的原则选择食物及使用增稠剂等调制出适宜患者吞咽的食物。容易吞咽的食物应符合以下要求:①密度均匀;②黏性适当;③不易松散;④通过咽和食管时易变形且很少在黏膜上残留;⑤兼顾食物的色、香、味、温度及营养等。

(6)餐具选择(图3-3-1):①匙及筷子,附有保护胶套或边缘钝的小长柄茶匙及改良筷子,容易将食物送入口腔内;②碗碟,选择广口平底瓷碗、边缘倾斜的盘子等,必要时可加用防滑垫,以免患者舀食物时碰翻碗具;③杯,可用杯口不接触鼻部的杯子,这样患者不用费力伸展颈部就可以饮用。

(7)让患者认识食物,向患者解释进食的注意事项及配合方法。

(8)协助患者取正确的进食体位:对于能坐者,尽量帮助其取坐位,上身前倾,前方放一适宜餐桌,双上肢自然放于桌面,食物放于桌上(让患者能看到食物)(图3-3-2);对于病情不允许取坐位者,可将床头垫高或摇高30°~60°,使其颈部前倾,偏瘫侧肩部垫起,照护者位于患者健侧。

(9)进食前协助患者清洁口腔,并在其胸前垫围兜。

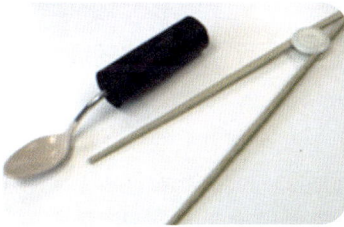
附保护套加大手柄匙和改良筷子

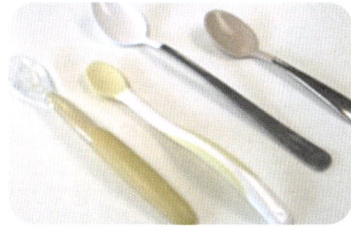
边缘钝的长匙

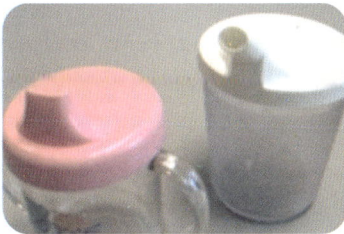
有盖及细吸嘴杯

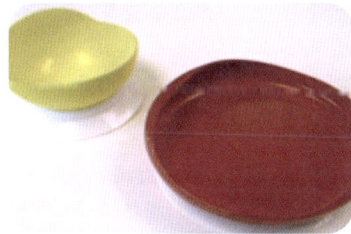
广口平底瓷碗及边缘倾斜的盘子

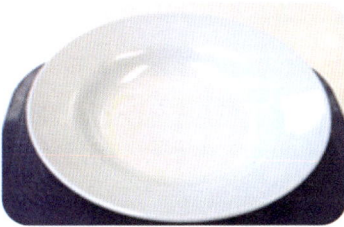
防滑垫

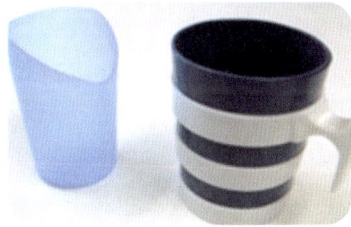
切口杯

图 3-3-1　餐具选择

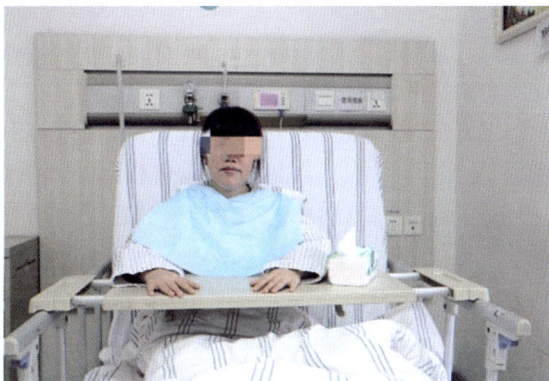

图 3-3-2　坐位进食

（10）进食过程

1）食团放入位置：把食物放在健侧舌的中后部或健侧颊部，这样有利于食物吞咽，减少食物在患侧及口腔残留。

2）合适的一口量：即最适于吞咽的每次摄食入口量。让患者按照住院期间的要求进食一口量并适当控制进食速度。一般患者进食一口量：液体在20mL以内，牛奶布丁5~7mL，浓稠泥状或糊状食物3~5mL，肉团1~3mL。一口量过多，食物将从口中漏出或在咽部残留，导致误吸；过少，则会因刺激强度不够，难以诱发吞咽反射。

3）进食速度：与患者认知状况以及食团大小、食物性状、食物运送、吞咽启动等有关。进食速度宜慢，前一口吞完再进食下一口，避免催促。对于进食速度过快者，应提醒其放慢速度，以防误吸。观察并控制进食时间，避免患者过劳进食，可采取少量多餐的方式进食。

4）进食时提醒：照护者可在患者进食时说"吞"，提示患者吞咽；也可以指着自己的嘴唇以提醒患者在吞咽过程保持嘴唇闭合。

5）进食时间：进食过程最好控制在30分钟以内，最长不超过40分钟，若进食时间太久会导致患者吞咽疲劳而易诱发误吸。

（11）进食后口腔清洁：在进食过程中，当食物一次吞咽不完全而在口腔、咽部残留时，应提醒患者交互吞咽或咳嗽，以清除残留物。对于口腔分泌物异常增多的患者，需先清理分泌物再进食。进食过程中如果口腔分泌物影响吞咽，也需要及时清理，以保持进食过程顺畅。患者进食后，检查其口腔内有无食物残留，并给予漱口或刷牙（注意是否会误吸刷牙水），保持口腔内清洁。

3. 注意事项

（1）照护者应教会并鼓励偏瘫患者用健侧手进食，尽最大可能发挥患者的主观能动性。

（2）让患者进食后继续保持坐位或床头抬高体位30~60分钟。

（3）进食过程观察"三注意"：①观察患者吞咽情况，包括进食量、耐受情况、进食速度、进食时间；②观察患者有无误吸，如果进食前后嗓音变化，进食过程中咳嗽，胸部及颈部听诊闻及异常呼吸音，进食后出现突发呼吸困难、气喘，甚至发绀，均提示误吸的可能；③观察口腔、咽部有无食物残留。

（4）异常情况处理：患者发生口腔食物残留时，可让其反复吞咽和空吞咽；若口腔残留物多，可多次吞咽，如果残留物仍较多，可吐出残留物后再进食下一口；若有食物从口腔溢出，应减少每次进食量；口腔分泌物异常增多时，应清理后再进食。

（5）误吸的急救：如果异物看得见，可用手指挖出；如果看不见，不可盲目抠挖，应立即采取现场急救措施。

**（四）评价**

1. 准确评估吞咽障碍程度,为患者选择相应性状的食物。

2. 患者能够摄入足量的食物和水,未发生营养不良。

3. 患者能够最大限度地发挥自理能力,通过使用辅助餐具逐步实现独立进食。

4. 患者在进食过程中未发生误吸、噎食、烫伤等。

## 二、更衣

脑卒中患者可能存在一定程度的肢体运动障碍。因此,协助脑卒中患者更衣的技术与协助普通老年人更衣的技术有不同之处,须注意保护其肢体不会在更衣时损伤。

**（一）照护目标**

1. 协助患者更换清洁衣物,确保其穿着舒适。

2. 患者在更衣过程中安全。

**（二）物品准备**

清洁的衣裤。

**（三）操作程序**

1. 评估

（1）患者的意识、肢体活动情况及配合程度。

（2）房间的温度。

（3）患者有无出汗,皮肤是否完整,有无压疮、破溃等。

（4）患者有无留置胃管、尿管等引流管路。

2. 技术流程

（1）向患者解释即将进行的操作,取得其配合。

（2）协助患者采取平卧位或坐位,注意体位舒适、自然（根据患者病情采取不同的体位,肌力 3 级及以上者可采取坐卧位或坐位进行更衣,肌力 3 级以下或卧床者可采取卧位更衣）。

（3）协助脱衣

脱开襟上衣:照护者协助患者脱近侧（健侧）上衣衣袖,把脱掉的一侧上衣平整地掖于身下,从身体另一侧拉出衣服,脱下对侧（患侧）衣袖。

脱套头上衣:照护者将患者衣服向上拉至胸部,让其手臂上举,协助脱出近侧袖子,再脱对侧袖子,然后一手托起患者头颈部,另一手将套头衫完全脱下。如果患者一侧上肢活动不便,先脱健侧,再脱头部,最后脱患侧。

（4）协助穿衣

穿开襟上衣:照护者两手分别扶住患者肩部及髋部,协助其翻身侧卧（偏瘫患者应患侧朝上),为其穿好上侧(患侧)衣服的衣袖,其余部分平整地掖于患者身下,协助平卧;从患者身下拉出衣服,穿好另一侧衣袖(健侧),整理、拉平衣服,系好纽扣,抚平床单。

穿套头衫:照护者手臂从患者衣袖口处穿入到衣服的下摆,手握患者手腕,将衣袖从其手臂套入(先穿患侧),再以同样方法穿好另一侧(后穿健侧),将患者头部套入衣领开口,然后整理衣服,抚平床单。

(5)协助脱裤子:照护者松开患者裤带、裤口,一手托起患者腰骶部,另一手将裤腰向下退至臀部以下;协助患者抬起健侧下肢,将健侧裤腿脱下,然后托起患侧下肢,协助脱掉患侧下肢裤子,轻轻将患肢放于床上,盖好被盖。

(6)协助穿裤子:照护者左手臂从裤管口向上套入,轻握患者近侧(患侧)足踝,右手将裤管向患者大腿方向提拉,以同样方法穿好对侧(健侧)裤管,向上提拉裤腰至臀部;协助患者侧卧,将裤腰拉至臀部,然后平卧,整理好裤子,系好裤带(尽量选择松紧带裤子),整理床单,盖好被子。

3. 注意事项

(1)照护者在为偏瘫患者更换衣物时,不应强行拖拽其患侧肢体,以防止患肢关节再次损伤。

(2)照护者操作过程中应动作缓慢、平稳,随时观察患者反应。

(3)照护者协助患者更衣时应注意保暖,防止患者受凉。

(4)患者的衣服应尽量选择纯棉材质;上衣宜选择稍宽松的开襟款式,裤子应长短适宜,避免裤腿过长。

(5)照护者协助患者更衣时应注意遮挡,保护其隐私。

(6)脱衣采取先近侧后对侧,先健侧后患侧的原则;穿衣采取先对侧后近侧,先患侧后健侧的原则。

(7)照护者在操作过程中应注意保护好患者的伤口及各种管路。

(8)照护者在协助患者更衣过程中应随时观察其身体皮肤状况,有无破损等情况发生。

**(四)评价**

1. 患者能自行或在照护者指导下完成穿衣行为。

2. 患者皮肤异常得到及时发现。

3. 患者着装体面,尊严得到维护。

4. 患者在更衣过程中无意外事件发生,感到舒适。

## 三、如厕

患者发生卒中后会因神经功能紊乱影响排泄反射,长期卧床而改变排便习惯致肠蠕动减弱,导致便秘,同时肢体运动障碍会导致如厕困难。协助其如厕要讲究一定的技巧,做好如厕指导,有利于患者的身体健康,减少并发症,提高生活质量。

**(一)照护目标**

1. 协助患者如厕,养成定时排便的习惯。

2. 改善患者排便场所,使其排便时间充裕,无意外发生。

3. 采取有效措施改善排便障碍。

**(二)物品准备**

便器、纸巾、橡胶单、中单或一次性尿布、拉帘。

**(三)操作程序**

1. 评估

(1)患者的意识、心理因素、个人排便习惯、腹部情况、肢体活动情况及配合程度。

(2)环境是否隐蔽、安全。

(3)体位和姿势。

(4)排泄物的性状、量及次数。

(5)有无尿管、胃管等引流管路。

2. 技术流程

(1)向患者解释操作目的。

(2)照护者准备:洗手。

(3)协助患者采取舒适体位。

(4)对于肢体偏瘫能下床者,协助其坐到轮椅上,去卫生间如厕。先将轮椅靠近坐便器,关好轮椅闸,让患者脚离开脚踏板并将脚踏板旋开,解开裤子,用健侧手扶轮椅扶手站起,然后握住墙上的扶手,转身坐于便器上。注意:坐便器一般应高于地面50cm,两侧必须安装扶手。

(5)协助便秘者如厕:排便环境应单独、隐蔽,可拉上窗帘或用屏风遮挡。排便时间应充裕,消除患者的紧张情绪。无特殊禁忌者可采取坐姿或抬高床头,利用重力作用增加腹内压,促进排便。排便时,用手沿结肠解剖位置自右向左做环形按摩,可促使降结肠内容物向下移动,并增加腹内压,促进排便。指端轻压肛门后端也可促进排便。排便费力时可配合使用缓泻剂、栓剂,必要时采取灌肠措施。对于无力排便的瘫痪患者,可戴手套用示指蘸润滑剂,伸至肛门内做环形刺激。对于大便硬结者,应尽快掏出干硬的粪块。

(6)护理好大便、小便失禁者:床上铺橡胶(或塑料)单和中单或一次性尿布,便后用温水洗净失禁部位周围皮肤,勤换衣裤、床单、尿垫,保持皮肤清洁、干燥。必要时,涂擦软膏以保护皮肤,避免破损感染。保证患者摄入足量的液体,定时开窗通风,去除不良气味。

（7）整理床单位,盖好被子。

3. 注意事项

（1）保护患者隐私,使排便环境隐蔽、安全,时间充裕。

（2）如厕时注意保暖,防止患者受凉。

（3）动作轻柔、平稳,随时观察患者如厕过程中的反应。

（4）卧床患者使用便器时,不能强行拖拽,防止皮肤损伤。

（5）便秘者不能长期依赖泻药,有必要时可偶尔使用。

（6）嘱患者多吃蔬菜、水果,多饮水,协助患者养成定时排便的习惯。

（7）不能为了减少排泄次数而少进食、少饮水,以免加重便秘、泌尿系感染、营养不良等并发症。

（8）排便功能训练:①了解患者排便时间,掌握其排便规律,定时给予便器,促使患者暗示自己排便;②教会患者进行肛门括约肌及盆底部肌肉收缩锻炼:患者取立、坐或卧位,试做排便动作,先慢慢收缩肛周肌肉,然后再慢慢放松,每次 10 秒左右,连续 10 次,每次锻炼 20~30 分钟,每日数次,以不感觉疲倦为宜。

（9）排尿功能训练:①若病情允许,让患者每日摄入充足的液体。②定时使用便器,使患者建立规律的排尿习惯。刚开始时,每 1~2 小时使用便器 1 次,以后逐渐延长。使用便器时,用手按压膀胱(用力适度),协助排尿。③指导患者进行盆底部肌肉收缩锻炼:患者取立、坐或卧位,试做排尿动作。先慢慢收紧盆底肌肉,再缓缓放松,每次 10 秒左右,连续 10 次,每日数次,以不觉疲乏为宜。④对长期尿失禁者,可行导尿术留置导尿以避免尿液浸渍皮肤,发生皮肤破溃。留置导尿者需定时夹闭和引流尿液,锻炼膀胱壁肌肉张力,重建膀胱储存尿液功能。

**（四）评价**

1. 患者规律排便。

2. 患者排便环境适宜,设施齐全,无意外事件发生。

3. 患者排便困难时可以通过药物、人工协助等方式改善。


## 四、洗浴

洗浴可以维持患者身体清洁与舒适,促进其精神放松。在洗浴过程中,还可以观察患者皮肤的完整性,并通过水温刺激及抚摸促进全身血液循环。由于患者存在肢体障碍,在洗浴过程中会出现各种问题,如跌倒、烫伤等,这些情况都会使照护者在协助患者洗浴过程中面对各种困境,感到无从下手。

**（一）照护目标**

1. 鼓励患者自主洗浴,必要时给予协助,使其皮肤清洁,提高舒适度。

2. 洗浴过程安全。

**（二）物品准备**

沐浴用物、浴巾、清洁的衣服、润肤乳、防滑拖鞋。

**（三）操作程序**

1. 评估

（1）患者的意识、肢体障碍情况、皮肤完整性及配合程度。

（2）周围环境有无障碍。

（3）房间温度适宜（22℃~24℃），洗浴水温适宜（41℃~43℃）。

2. 技术流程

（1）向患者解释即将进行的操作，协助其取仰卧位，必要时给予便器。

（2）关闭门窗，调节室温在24℃~26℃。

（3）将面盆放在小桌上，倒入温水至面盆的1/2~2/3处，将毛巾浸湿后裹在手上并挤干（方法：毛巾折叠呈方形，一端放于虎口处，用拇指固定，然后用毛巾将其余手指裹住，用拇指夹住固定另一端，以上端不漏指尖为宜）。

（4）擦洗面部及颈部：①先用温水擦洗眼部，由内眦至外眦；②面部清洁顺序：前额→面颊→鼻翼→嘴及周围→耳后及耳部→颈部。

（5）擦洗上半身：清洁顺序为双手→双臂→胸部→腹部，先对侧再近侧。具体步骤如下。

1）照护者协助患者脱下上衣，用浴巾遮挡。

2）手部清洁：照护者将面盆置于椅子上，协助患者侧卧并将双手放入盆内；照护者协助其擦洗前臂及双手，注意指缝、指甲的清洁。

3）手部清洁完毕后，照护者协助患者用毛巾擦干手臂，恢复体位，然后换水。

4）照护者协助患者取侧卧位，垫好浴巾，擦洗胸部及腹部。顺序为后颈→背部→腰部→臀部。

（6）更换清洁上衣（方法同更衣）。

（7）擦洗下半身：换水并更换毛巾后，照护者协助患者平卧，脱下裤子，床上垫浴巾，并用浴巾遮挡下肢。清洁顺序为足部→脚腕→腿部→腹股沟，先对侧再近侧。清洁双足时，照护者一手托起患者小腿部，将足部轻轻置于盆内，浸泡后擦洗。

（8）清洁会阴。

（9）更换清洁裤子（方法同更衣）。

（10）必要时为患者修剪指甲，涂抹护肤品，整理床单位及用物。

（11）让患者补充水分，适当休息。

3. 注意事项

（1）在洗浴前，须先测量水温，以免烫伤。可用手腕内侧测试水温，以不感觉烫为宜。

（2）在洗浴前,应注意观察皮肤完整性,若有破溃、皮疹等情况,须立即处理。

（3）洗浴水应随时更换,维持适当温度,勿一盆水用到底。

（4）注意保暖,必要时使用床档、约束带等保护设施,防止受凉、坠床情况发生。

（5）皮肤干燥者可用润肤油或乳液擦拭。

（6）洗浴时不应锁门,以便患者出现问题时能够及时求助。

（7）患者洗浴的频率要视皮肤的情况和季节而定。

**（四）评价**

1. 患者能够自主洗浴或在协助下完成洗浴,皮肤得到清洁,感到舒适。

2. 洗浴过程中无意外事件的发生。

## 五、出行

脑卒中患者由于肢体运动功能障碍,影响躯体活动,生存质量下降,需要协助患者出行以保证安全。

**（一）照护目标**

1. 合理选择及使用辅助器具出行。

2. 确保患者出行安全。

**（二）物品准备**

轮椅、手杖等辅助器具。

**（三）操作程序**

1. 评估

（1）环境是否安全,周围有无障碍物,地面是否干燥,光线是否充足。

（2）患者的意识、肢体活动情况及配合程度。

（3）出行的辅助器具是否合适。

（4）手杖、轮椅等辅助出行器具性能。

（5）床是否固定良好,轮椅坐垫与床面的高度是否一致。

（6）有无胃管、尿管等管路(如果带有管路,要查看管路固定情况以及是否通畅)。

2. 技术流程

（1）照护者协助老人进行床椅间转移:①向患者解释操作目的及配合方法,取得积极配合。②将检查过的轮椅推至床尾,椅面朝向床头,椅背与床尾平齐或呈45°角,扳起制动装置使轮椅制动,翻起脚踏板;寒冷时可将毛毯先铺于轮椅座位上(毛毯长于轮椅靠背20cm)。③协助患者穿好衣服,妥善固定引流管路,坐立于床边,穿鞋。④嘱患者将双手置于照护者肩上;照护者面向患者站立,直背、曲髋,双下肢分开位于患者两腿两侧,用双膝加紧患者双膝外侧并固定,双手抱住患者臀部或拉住患者腰部皮带,然后挺直背部将其拉起呈站立位。⑤患者站稳后,照护者以足为轴慢慢旋转躯干,协助患者转身背部朝向轮椅,嘱其用手扶住轮椅扶手,慢慢弯腰,坐于轮椅中。⑥翻下脚踏板,协助患者将双足置于踏板上,天气寒冷时盖好毛毯。⑦观察患者反应,确定无不适后,放松制动闸,推至目的地。⑧返回房间后,将轮椅推至床尾,椅背与床尾平齐或呈45°角,使患者面朝床头,扳起制动装置使轮椅制动,翻起脚踏板。⑨松开包裹的毛毯,协助患者站起、转身,坐于床沿,脱去鞋子与保暖外衣,取舒适体位躺于床上,盖好被子。⑩整理用物,将轮椅收起放于固定位置备用。

（2）患者独立进行床椅间转移:①将轮椅放置于床边(靠近患者健侧),与床成30~45°角,关闭轮椅手闸制动,卸下近床侧扶手和脚踏板,收起对侧脚踏板;②患者坐在床边,双足平放于地面上,与肩同宽,足尖稍后于两膝;③患者健侧手支撑于轮椅远侧扶手,患侧手支撑于床上,患足位于健侧足稍后方;④患者向前倾斜躯干,健侧手用力支撑轮椅扶手,抬起臀部,以双足为支点旋转身体直至背靠轮椅;⑤确信双腿后侧贴近轮椅后,患者臀部向后、向下移动,慢慢坐于轮椅中,然后调整坐姿。患者独立由轮椅到床的转移步骤与床到轮椅的转移步骤相反。

3. 注意事项

（1）患者出行,按先翻身后坐稳,再站立,最后行走的顺序进行。改变体位时动作宜缓慢,以预防体位性低血压的发生。

（2）照护者尽量靠近患者,双足分开、手放在患者的臀部或腰部用力上抬,并告知患者将重心前移,利用健侧足转动而不是腰部转动来实现转身。

（3）注意患者的平衡和协调能力,保持环境安静,让患者情绪平稳、注意力集中,加强看护。

（4）转运时保证轮椅及床固定良好,随时观察患者反应,注意保护皮肤及各种管路,防止拖拽,保证安全。

（5）出行时注意保暖,防止患者受凉。

（6）让患者穿着长短合适的衣裤及大小合适的防滑鞋,预防跌倒。

（7）伴有认知功能障碍者出行时要注意预防走失等事件的发生。

（8）操作过程中注意保护患者的伤口及各种管路。

**（四）评价**

1. 患者能够正确选择与自身情况相符的辅助出行工具。

2. 出行时无跌倒、受伤等意外事件发生。

# 第四节 并发症的照护

## 一、下肢深静脉血栓

深静脉血栓形成(deep vein thrombosis,DVT)是脑卒中患者的常见并发症。下肢 DVT 可增加脑卒中患者的致残率及病死率,也是卒中后急性肺栓塞(pulmonary embolism,PE)的病因之一。偏瘫性脑卒中发生下肢深静脉血栓概率很高,约为 50%,大多数发生于瘫痪的下肢,其中约 2/3 为膝下下肢深静脉血栓。针对深静脉血栓形成的相关因素采取相应的预防及护理措施,可以降低下肢深静脉血栓的发生率。

### (一)照护目标

1. 预防患者下肢深静脉血栓形成。

2. 能够及时发现下肢深静脉血栓。

3. 正确护理下肢深静脉血栓患者,警惕肺栓塞。

### (二)照护原则

1. 对于长期卧床,尤其瘫痪的患者,注意早期患肢主动、被动活动。

2. 下肢深静脉血栓形成患者,避免血栓脱落。

3. 下肢深静脉血栓形成患者,抗凝治疗期间警惕出血倾向。

### (三)常见原因及照护策略

1. 血流缓慢

(1)原因分析:脑卒中后,肢体瘫痪和卧床致下肢活动减少,使下肢血液失去肌肉泵的挤压作用,造成血流缓慢,同时血管壁松弛,在下肢静脉内形成涡流,导致静脉血栓形成。

(2)照护策略:对于长期卧床,尤其瘫痪的患者,注意早期患肢被动活动。

1)体位固定的患者,至少每 2 小时翻身 1 次。

2)抬高下肢,增加静脉回流。

3)若患者意识清醒,应指导其积极做踝泵运动:①背伸(图 3-4-1):下肢伸展,缓缓勾起脚尖,尽量使脚尖朝向自己至最大限度,保持 10 秒;②跖屈(图 3-4-2):脚尖缓慢下压至最大限度,保持 10 秒。

4)避免久坐久站、跷二郎腿、束过紧的腰带和穿紧身衣物等,以免影响静脉回流、压迫腘窝和腹股沟处大血管。

5)保持大便通畅,防止便秘;必要时使用通便药物;避免因用力排便而导致腹内压增高,影响下肢静脉回流。

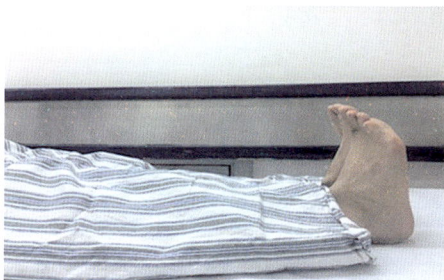

图 3-4-1　背伸

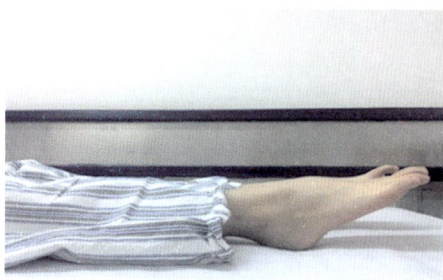

图 3-4-2　跖屈

2. 血液高凝状态

（1）原因分析：脑卒中患者常伴有高血压、高脂血症、糖尿病、冠心病，血液黏稠度高，加上发病后应用脱水剂及液体摄入量不足，导致血液浓缩，呈高凝状态，血栓形成风险增加。

（2）照护策略：①有原发性高血压和糖尿病的患者，饮食注意低盐、低糖、低脂、高蛋白，多进食蔬菜、水果，多饮水，每日饮水 1500~2000mL，防止血液浓缩；②患者使用抗凝药物预防治疗期间，须密切观察有无出血倾向，询问有无不明原因的关节肿痛或痰中带血，观察有无皮肤及消化道出血倾向（如黑便、牙龈出血、皮肤青紫、瘀斑等），注意刷牙时动作轻柔，勿抠鼻，不要跌倒、撞伤等，发现异常及时去医院处理；③如果患者出现严重头痛、急性血压升高、恶心或呕吐，应警惕颅内出血，立即拨打急救电话。

3. 血管痉挛

（1）原因分析：紧张、恐惧和焦虑，以及过冷、过热刺激，均会导致体内肾上腺素分泌增加，引起血管收缩，处于痉挛状态；烟草中的尼古丁刺激血管，也会引起痉挛，促进血栓形成。

（2）照护策略：①照护者要多与患者沟通，关心其病情和心理变化，给予安慰、鼓励，帮助其消除思想压力，树立战胜疾病的信心；②戒烟；③保持室温适宜，防止过冷、过热等不良刺激。

4. 血管内膜损伤

（1）原因分析：血管内膜损伤时可激活内源性凝血系统，使血小板在血管壁周围流动，易积聚于血管内皮损伤处，形成血栓。

（2）照护策略：①下肢穿刺发生深静脉血栓的概率是上肢的 3 倍，所以应选择上肢静脉注射留置针，尽量避免下肢静脉穿刺和输液，尤其是瘫痪侧肢体；②静脉穿刺时力求一次成功，避免反复穿刺损伤血管；③尽量避免静脉注射对血管有刺激性的药物，必须注射时，注射完毕后推注 0.9% 生理盐水 20mL，以减少药物对局部血管的刺激；④穿刺部位若出现静脉炎，立即重建静脉通路。

5. 处理不当

（1）原因分析：深静脉血栓形成后，照护者未及时发现或发现后不知如何处理，甚至置之不理，使之未得到有效治疗，甚至出现肺栓塞导致猝死。

（2）照护策略：①对于卒中后偏瘫卧床患者，应特别注意观察患肢有无疼痛和压痛、肿胀、浅静脉曲张，如果发现异常，应及时就医；②下肢深静脉血栓形成急性期患者需要绝对卧床休息，并抬高患肢 20°~30°，使患肢高于心脏水平 20~30cm，膝关节屈曲 10°~15°，避免膝下垫硬枕、过度屈髋；③切忌按摩、挤压患肢，床上活动时避免动作过大、突然用力；④若患者出现呼吸困难、剧烈胸痛、咯血等症状，应立即使其平卧，避免深呼吸、咳嗽、剧烈翻动，并立即拨打急救电话。

**（四）照护误区**

照护者为了使偏瘫患者患侧肢体舒适，经常会按摩患肢，这是非常错误的。卒中后偏瘫侧肢体极易形成下肢深静脉血栓，按摩、挤压易导致栓子脱落，导致靶器官栓塞，甚至出现肺栓塞而导致猝死，所以应禁忌按摩、挤压患肢。

**（五）评价**

1. 患者无深静脉血栓形成。

2. 照护者及时解决患者出现的下肢深静脉血栓问题，无并发症发生。

## 二、肺部感染

肺部感染是脑卒中较为常见的并发症之一，也是诱发多脏器衰竭和导致死亡的重要危险因素之一。脑卒中时，机体处于应激状态，防御平衡体系处于调整阶段，抵抗力下降。尤其脑卒中患者以中老年人居多，可能存在不同程度肺功能低下，更易发生肺部感染。感染部位以呼吸道为主。

**（一）照护目标**

1. 预防患者发生肺部感染。

2. 解决患者肺部感染问题。

**（二）照护原则**

1. 避免误吸。

2. 保持呼吸道通畅。

**（三）常见原因及照护策略**

1. 吞咽障碍

（1）原因分析：脑卒中患者由于支配延髓运动神经核团的双侧上运动神经元病变，引起假性延髓麻痹，使之支配的舌肌、软腭、咽肌和喉肌出现功能障碍,表现为言语构音和吞咽困难、饮水呛咳,易造成吸入性肺炎的发生。吞咽障碍、饮水呛咳常是引起脑卒中患者肺部感染的主要原因。

(2)照护策略:①评估患者的吞咽情况,有误吸危险者可取左、右侧卧位,口角位置放低,以利于分泌物引流;②如果患者发生呛咳,应停止进食,取侧卧位,照护者轻拍其背部,使其将食物咳出,必要时用手将食物抠出;③对吞咽困难者,应早期插鼻饲管。鼻饲时采取躯干与水平面呈 30°~40° 的体位,每次鼻饲量不超 200mL,避免过多导致胃痉挛呕吐。鼻饲后保持原体位 30 分钟,避免翻身、叩背,防止胃内容物反流。

2. 痰液不能及时排出

(1)原因分析:老年人呼吸系统退化、胸廓弹性降低,呼吸肌收缩无力,引起肺容量和肺活量降低;纤毛运动减弱,肺泡周围弹力纤维受到不同程度的损伤,使呼吸功能低下,咳嗽无力,排痰困难。意识障碍者吞咽、咳嗽反射减弱,口咽部及气管内的分泌物不能排出,淤积于肺。这些都使得脑卒中患者易发生肺部感染。

(2)照护策略:有效排痰,保持呼吸道通畅。

1)对意识清楚者,嘱其深呼吸,在呼气约 2/3 时咳嗽,重复数次;对无力咳出痰液者,用双手适度叩击其背部,并嘱其用力咳嗽,促进排痰。

2)对长期卧床、咳嗽无力不能有效排痰者,协助其定时翻身、叩背、刺激咳嗽,使痰液排出。①定时翻身:使患者左、右卧位与平卧位交替,每 2 小时翻身 1 次,翻身宜缓慢进行,动作轻柔。对神志不清、危重和衰竭患者,翻身前先吸净口腔、鼻腔的分泌物,以防活动后误吸,同时观察其面色、呼吸情况。②叩击背部:患者取侧卧位,照护者两手手指并拢,使掌侧呈杯状,以手腕力量,从肺底自下而上、由外向内、由轻到重,迅速而有节律地叩击患者背部,震动气道。叩击力度以皮肤不发红为宜。叩背宜在餐后 2 小时或餐前 30 分钟完成。③痰液黏稠不易咳出者,应及时就医,采取吸痰、雾化吸入等措施,必要时行纤维支气管镜吸痰和灌洗。

3. 长期卧床

(1)原因分析:脑卒中患者若伴有不同程度的肢体功能障碍、无自主活动、偏瘫,而长期卧床,活动减少,可引起肺活量减少,肺底部肺泡膨胀不全,分泌物不易排出,易导致坠积性肺炎。

(2)照护策略:脑卒中患者只要生命体征平稳,即可在床上活动,应减少患者卧床时间,特别是仰卧位时间。病情允许者,可取半卧位,以增加肺容量和提高肺顺应性,便于膈肌运动,促进排痰,从而有效防止肺部感染。

**(四)照护误区**

照护者为了患者舒适,对存在严重吞咽障碍者仍拒绝留置胃管,坚持经口进食,增加了误吸的风险,极易导致肺部感染。

（五）评价

1. 患者无肺部感染发生。

2. 照护者及时解决患者出现的肺部感染问题。

## 三、便秘

便秘主要表现为 2~3 日或更长时间排便 1 次,便量减少,粪便过硬或排出困难,可伴有腹胀、食欲缺乏、直肠会阴坠胀及心情烦躁等症状,严重时可有其他并发症,如排便用力诱发排便性晕厥、出血、脑卒中及心肌梗死等。

（一）照护目标

1. 预防患者发生便秘。

2. 减缓患者便秘症状。

（二）照护原则

协助患者建立排便习惯。

（三）常见原因及照护策略

1. 原因分析

（1）患者认知功能障碍或由于脑部病损影响感觉通路的完整性、破坏正常的神经功能,产生肠道功能障碍引起便秘。

（2）患者饮食量和体力活动减少,胃肠道分泌消化液减少,肠管的张力和蠕动减弱,食物在肠内停留过久,水分被过度吸收,导致粪便坚硬,排出困难。

（3）患者胃-结肠反射减弱,直肠敏感性下降,参与排便的肌肉张力低下。

（4）排便环境及体位由坐位到卧位的改变,致使患者排便反射受抑制,引起便秘。此外,因在床上排便使患者产生困窘、失去隐私和独立性的感觉,或排便产生气味和声音使患者情绪紧张,导致排便的动力肌紧张,也会抑制排便,进而导致便秘。

2. 照护策略

（1）使用开塞露:照护者协助患者取左侧卧位,双腿屈曲,脱下裤子露出臀部,臀下垫尿布,然后使用开塞露。

1）常规方法:打开开塞露上端蓝色小帽或剪开开塞露顶端(不可斜着方向剪,以形成免尖锐锋利的顶端,扎伤患者),挤出少许开塞露润滑其入肛门段,将开塞露缓慢插入肛门到达瓶颈部后,快速挤压开塞露球部,同时让患者深吸气。挤尽后,照护者可一手用卫生纸抵在患者肛门处,一手快速拔出开塞露外壳,让患者保持原体位 10 分钟左右。

2）深部给药法:取一次性注射器,抽吸 20~40mL 开塞露,弃去针头,将注射器乳头处连接一次性吸痰管,排气后,用少量开塞露润滑吸痰管前端,然后轻柔地插入肛门15~20cm,缓慢注入药物。药物挤完后,反折吸痰管并缓慢拔出,然后用卫生纸包住吸痰管。擦净肛门后,让患者保持原体位10分钟左右。注意,存在肠道穿孔、出血、溃烂等情况或病史者应当避免使用此法,以免加重病情;照护者在操作过程中应动作缓慢、平稳,随时观察患者反应,注意倾听主诉。

（2）按摩:患者取仰卧位,双膝屈曲,腹部放松。照护者双手重叠(左手在下,右手在上)置于患者右下腹部,以大鱼际肌和掌根着力,沿升结肠、横结肠、降结肠、乙状结肠方向反复推展按摩,使腹部下陷约1cm,幅度由小到大,直至产生肠蠕动。每日按摩1次,每次10~15分钟,可于每日早餐后30分钟或排便前10分钟左右进行。

（3）盆底肌训练:每日练习提肛(收缩盆底肌)10~20次,锻炼提肛肌的收缩力,有利于顺利排便。

（4）保护隐私:对居家卧床患者,为其提供适当的排便环境,如可在其排便时将门关上,以解除顾虑;尊重、理解患者,维护其尊严,使其逐渐适应在床上排便的过程,养成按时排便的习惯。

（5）选取适宜的排便姿势:尽量让患者采取习惯的排便体位,如蹲位、坐位、半坐卧位等。

（6）合理调配饮食:在病情允许情况下,保证患者每日饮水量大于1500mL(在水中加入适量蜂蜜,可使润肠效果更佳);多进食水果、蔬菜及其他高纤维的食物。

（7）训练患者在床上排便

1）患者能够配合:照护者协助患者将裤子脱至膝关节上方,嘱其双腿屈曲,抬高臀部,呈拱桥状;照护者将便盆平缓圆边放在患者臀下。

2）患者不能配合:两名照护者分别位于患者身体两侧,协助患者双腿屈曲,两人同时双手托起患者腰部,一人将便盆平缓圆边置于患者臀下。

3）患者存在肢体偏瘫:照护者协助患者取侧卧位(患侧在下,健侧在上),然后将便盆置于其臀后,再协助患者取平卧位,此时便盆便位于其臀下。

注意:照护者不应强行将便器塞入患者臀下,以免造成皮肤损伤;操作时动作轻柔,禁止拖、拉、拽;操作过程中,保护好患者的伤口及各种管路。

（8）遵医嘱给予患者口服缓泻药物,如乳果糖口服溶液或番泻叶泡茶,刺激肠蠕动,加速排便,以达到治疗便秘的目的。

（9）对于服药无效、便秘时间较长者,照护者可戴上手套,在手套上及肛周涂上润滑油行人工取便。

**（四）照护误区**

长期依赖泻下药物以保证每日排便,会对身体造成很大危害。

**（五）评价**

患者便秘情况得到改善。

## 四、压疮

压疮是由于局部组织长期受压,血液循环障碍,持续缺血、缺氧、营养不良,而致的软组织溃烂和坏死。脑卒中患者常存在肢体瘫痪等功能障碍,需要长期卧床,不能自我调节体位,导致局部组织长期受压,血液循环障碍,极易引起压疮。

**（一）照护目标**

1. 预防患者发生压疮。

2. 解决患者压疮问题。

**（二）照护原则**

1. 避免患者皮肤受压。

2. 保持患者皮肤清洁干燥。

3. 保证患者营养摄入。

**（三）常见原因及照护策略**

1. 压力和摩擦

（1）原因分析:压力是压疮最重要的原因之一。当外在压力高于毛细血管压时,毛细血管及淋巴管内的血流速度会减慢,导致氧气和营养成分供应不足,体内代谢不通畅。摩擦会使局部皮肤升温(温度每升高 1℃,组织代谢就会增加 10% 的耗氧量),还会磨损皮肤表面的保护性角质层,引起压疮。

（2）照护策略

1）定时翻身:一般,卧床患者宜每 2 小时翻身 1 次,并视病情及局部受压情况及时予以调整,必要时可 1 小时翻身 1 次。照护者协助患者翻身时应注意:动作要轻柔,以免擦伤患者皮肤;观察患者受压部位皮肤是否有改变,一旦发现问题及时处理;避免强行拖、拉、拽。

2）保护骨隆突处和支持身体空隙处:照护者将患者体位安置妥当后,可在身体空隙处垫软枕、海绵垫,也可使用气垫床,使支撑体重的面积加大且受力均匀,从而降低隆突部位皮肤所受压力。

3）减少摩擦力和剪切力:①患者取半卧位时,床头抬高不超过 45°,膝部支起,避免滑向床尾,以减轻剪切力和摩擦力。②照护者可将家用纯棉被套折叠成长方形,制成翻身单,垫于患者身下;四人合作,手持翻身单,同时用力将患者移向床头或进行左右翻身,可减少摩擦力和剪切力。③床头抬高时,需要将床尾也适当摇高,可在患者双膝下垫软枕,并在床垫尾部给予支撑,防止患者下滑而增加摩擦力和剪切力。

4）应用减压工具

A. 气垫床：压疮风险高的患者需使用气垫床。使用时，注意气垫放置平整，头脚分开，勿曲折；床垫上的空气软管勿打折或弯曲，可将气垫泵放在同一平面上或挂在床尾；根据患者的体重进行压力调节；勿将床垫与锐器同放，以免破损；定时检测床垫是否有漏气现象，如有漏气及时修补，定期查看以确保正常使用。

B. 楔形垫：对于脑卒中后留有肢体瘫痪者，可使用楔形垫协助其完成翻身及良肢位摆放。楔形垫应根据患者的需求选择适宜的规格、尺寸及数量，可单独使用，也可组合使用。楔形垫的内容物多为高密度海绵，其外套尽量选择透气面料，并且方便拆洗。

楔形垫用于良肢位摆放：患者取仰卧位，头下放一个枕头（不可过高）；为防止肩胛后缩，上肢下放一个楔形垫，斜面朝外，将上肢伸展 20°~30°，掌心向上，手指自然伸展；在患侧臀部及股下放一个楔形垫，斜面朝内，防止患侧骨盆后缩及髋关节外展、外旋；膝关节呈轻度屈曲位，双侧小腿下可放一个软枕（注意不要放在腘窝处，以免影响下肢血液循环，诱发下肢静脉血栓）。

楔形垫用于侧卧位：每隔 1~2 小时给患者翻身 1 次，将楔形垫斜面向内放于背部及臀部，使人体与床成 30° 角左右，避免骨突处与床面接触。

楔形垫用于坐位：患者坐在椅子或轮椅上时，应保持上身直立位，可使用楔形垫竖放在患侧肢体与椅子或轮椅之间，防止脊柱侧弯。注意，楔形垫斜面需靠近椅背；让患者至少每隔 15 分钟活动一下身体，或每隔 1 小时由照护者帮助变换体位或转换支撑点压力，使软组织交替承压。

2. 潮湿

（1）原因分析：潮湿会让局部皮肤组织变软。其中，大便失禁引起压疮的概率最高。并且，大便中有较多细菌和毒素，易通过浸渍而诱发感染，情况较为严重。

（2）照护策略：减少有害的物理、化学因素。

1）皮肤清洗：照护者应做好患者的每日身体清洁工作，包括漱口、洁面、耳后清洁、会阴部清洁、手足清洁，并且当皮肤污染时随时清洗。清洗时，水温与体温相近，使用温和的清洗剂以减少皮肤刺激和干燥，不影响皮肤呼吸。年老和水肿者清洗皮肤时勿用力擦洗，以免摩擦力过大损伤皮肤。对于高热患者，出汗后应及时擦干，并更换衣裤和床单；对于大、小便失禁者，应及时用温水清洗会阴部和臀部，并更换尿垫和床单；对于昏迷患者应留置尿管，排便后及时清洁，保持皮肤干燥和清洁。

2）皮肤保护：对感觉障碍者，使用热水袋或冰袋时应注意防止烫伤和冻伤；对于皮肤干燥者，可适当使用润肤剂。

3）保持床单、被褥清洁、干燥、平整、无皱褶、无碎屑：定期更换床单、被套，及时更换污湿的被单。不宜在患者身下铺放油布、橡胶布等，以免影响透气，使出汗增多，加重压疮。

3. 营养不良

（1）原因分析：患者营养状况不佳可造成皮下脂肪生成减少，皮肤抵抗力降低等，既是引起压疮发生的内在因素之一，也是影响其愈合的直接因素。

（2）照护策略：保证患者摄入足够的能量和蛋白质。根据定期化验结果中白蛋白、前白蛋白及血红蛋白指标，了解患者的营养状况，必要时遵医嘱静脉输注人血白蛋白；在病情允许的情况下，给予高蛋白、高维生素饮食，并补充矿物质，以增强机体抵抗力和组织修复能力。对于水肿者，应限制水和盐的摄入；对于脱水者，应及时补充水和电解质；对于不能进食者，给予鼻饲或肠外营养，改善营养状况；对于极度消瘦和营养不良者，应给予营养支持治疗。

**（四）照护误区**

1. 患者偏瘫后可能会出现肢体、关节等部位疼痛，因而拒绝活动，照护者为了让患者感觉舒适而减少其体位更换、翻身等次数，会增加压疮发生风险。

2. 发生压疮后，照护者不能识别、不予处理，或者不及时到医院就诊而自行采取不恰当的处理措施，极易导致压疮感染的发生。

**（五）评价**

1. 患者无压疮发生。

2. 照护者及时解决患者出现的压疮问题。

# 第四章 脑卒中危险信号识别及处理

中医古籍中描述,中风(即脑卒中)之后,"如矢石之中人,骤然而至也",说明此类疾病发生的突然性、意外性。脑卒中可分为出血性卒中和缺血性卒中,是人类致残和致死的主要病因之一。急性缺血性卒中(acute ischemic stroke, AIS)病例约占全部卒中病例的 80%。AIS 治疗的关键在于尽早开通阻塞血管、挽救缺血半暗带。目前,被证实有效的 AIS 早期再通治疗方法是静脉注射重组组织型纤溶酶原激活剂(recombinant tissue plasminogen activator, rt-PA)溶栓。最新发表的 9 大溶栓随机对照研究的汇总分析进一步证实,在缺血性卒中发病 4.5 小时内静脉注射 rt-PA 溶栓可以使患者获益,而且注射时间越早,获益越大。但是,由于静脉溶栓具有严格的时间窗限制,能够通过其获益的患者不到 3%。因此,普及脑血管病的防病知识,做到早期识别、防治,意义重大。

## 一、脑卒中的早期表现

当突然出现头晕、肢体发木等情况时,试着做以下 3 个检查,就能初步判断自己是不是得了脑卒中(图 4-1-1):①对着镜子微笑一下,如果发现两边嘴角不对称,一侧口角下垂,即发生了面瘫(可能为脑卒中的表现之一);②平举双臂,坚持 10 秒,如果一边控制不住往下坠落,那就有可能是发生了脑卒中;③说一个简单的句子,若以前说得很好,现在说得含糊不清或者说不出来,说明出现了语言障碍(可能为脑卒中的表现之一)。以上 3 项简单的检查中,任何一项出现问题,都提示可能发生了脑卒中,要尽快到有脑血管病急救条件的医院就诊。即使症状在短时间内恢复,也不能掉以轻心,很可能是短暂性脑缺血发作、脑梗死的前兆,随后发生脑梗死的概率较大,应及时到医院检查和治疗。

| | |
|---|---|
| 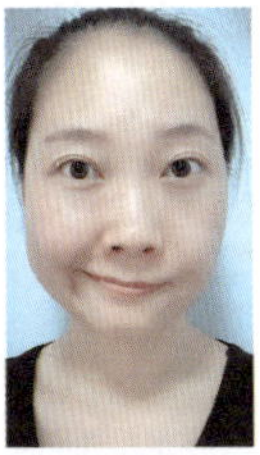 | **F（Face，脸）**<br>对着镜子微笑一下，如果两边嘴角不对称，说明发生了面瘫 |
| 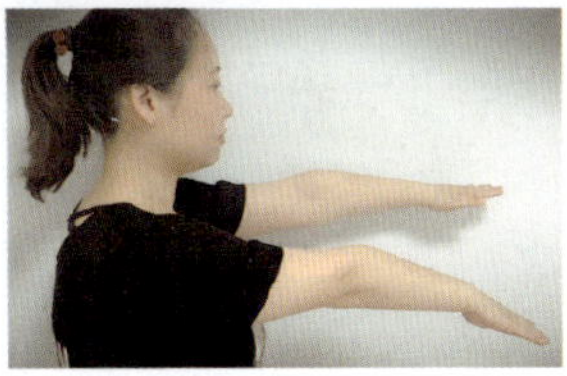 | **A（Arm，手臂）**<br>平举双臂，坚持 10 秒，如果一边手臂控制不住往下坠落，那就有可能发生了脑卒中 |
| 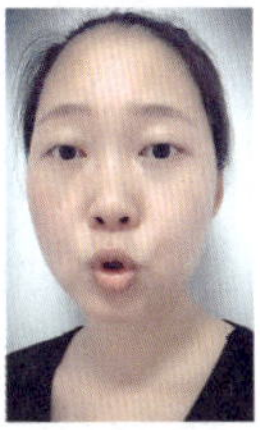 | **S（Speech，语言）**<br>说一句话，以前说得很好，现在说得含糊不清或者说不出来，说明出现了语言障碍 |
| 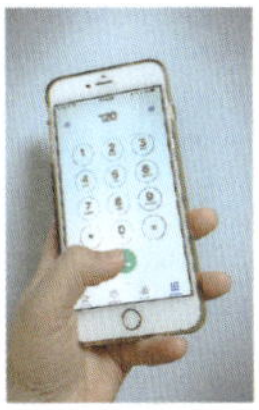 | **T（Time，时间）**<br>如果上述 3 项中有一项存在，请立即拨打急救电话 |

图 4-1-1　脑卒中"FAST"判断法

### 二、脑卒中早期识别误区

低血糖与脑血管病在临床表现上有很多相似之处，如突然发病、呕吐、昏迷、抽搐、二便失禁等，症状识别时容易出现混淆。二者的不同之处在于低血糖昏迷主要是摄食量不足或糖尿病患者应用降糖药物所致的全身症状，还会出现血糖显著降低、皮肤湿冷、虚汗等表现。

## 第二节　紧　急　处　理

缺血性脑卒中起病急，患者脑部组织有严重的缺氧、缺血表现，可对生命安全造成严重威胁。迅速识别疑似脑卒中患者并尽快将其送到医院，可以尽快对适合溶栓的急性脑梗死患者进行溶栓治疗。脑卒中相关研究发现,尽早实行院前急救,对患者进行早期干涉,可以提高脑卒中患者抢救成功率,对改善预后有积极的作用。确保和鼓励公众了解脑卒中的早期症状和紧急治疗的必要性,普及健康知识,提高家庭急救技能和急救意识是目前改善脑卒中预后的重要途径和手段。发现患者起病后,应争分夺秒,采用急诊通讯和运输设施迅速将其送医院进行紧急治疗,并采取正确、及时、有效的院前急救,是影响治疗和预后的关键,能降低脑卒中的病死率和致残率。

## 一、家庭急救护理

照护者的家庭护理和配合能够节约院前护理的时间,使医护人员到达现场后能及时实施急救治疗。

1. 患者出现疑似脑卒中症状时,照护者应保持冷静,不论症状轻重都应立即拨打"120"急救电话(避免急性缺血性脑卒中患者错过溶栓治疗时间窗),讲清楚患者症状、地址,必要时不放下电话,听从医生指导处理。

2. 如果患者倒地,应在倒下的地方就近处理,避免随意搬动,而要使其处于静卧状态。使患者仰卧,头肩部稍垫高,头偏向一侧,以防止痰液或呕吐物引起呛咳,或者吸入气管造成窒息。

3. 注意保持呼吸道通畅。给患者解开衣领,松开腰带、胸罩,摘取义齿;如果患者口鼻中有呕吐物阻塞,应设法抠出,随时去除口腔中呕吐物及分泌物。如果患者未清醒,切忌盲目给患者喂水或饮料。

4. 如果患者清醒,照护者要注意安慰患者,缓解其紧张情绪;宜保持镇静,切勿慌乱,不要哭喊,避免造成患者的心理压力。

5. 如果患者出现抽搐,应迅速清除其周围有危险的物品,用手帕包着筷子放入患者口中,以防咬伤舌头。

6. 在没有医生明确诊断之前,切忌给患者服用药物,如止血剂、安宫牛黄丸等,也包括平时服用的降压药,防止加重病情。在整个运送过程中照护者应尊重急救医师的建议。

7. 寒冷会引起血管收缩,所以要注意给患者保暖,并注意室内空气流通。

## 二、紧急处理误区

脑卒中患者发病时,如果在场的照护者能及时识别疑似症状并实施正确的急救措施,能提高患者的治疗效果。但目前很多照护者不具备脑卒中家庭急救的必备常识,在脑卒中发病的紧急情况下常采取了不正当的急救措施。

例如,摇晃、拍打患者身体、肩部,甚至头部等,惊慌失措,哭泣或呼唤患者,随意搬动、拖拉患者,或背、抱、扛着患者开车或乘出租车运送去医院等错误的施救行为可能导致患者已破裂的脑血管裂口增大,脑出血量增加,颅内压升高,病情迅速恶化,甚至出现脑疝而危及生命。此外,自行给患者喂水、喂药,容易引起患者呛咳、误吸,或因服药掩盖病情,影响医生的判断。

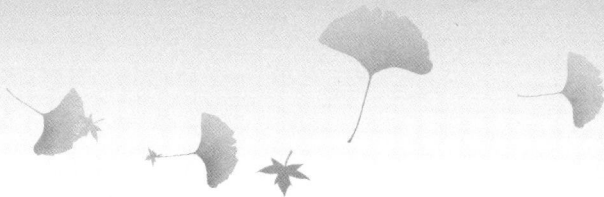

# 第五章 康复训练照护

## 第一节 康复训练原则

1. 指导康复训练都应基于活动与参与的需要；训练计划的制订应以功能评定为基础，保证具有针对性。

2. 康复训练需要有专业人员指导，患者、照护者共同参与，通过运动分析发现与任务导向和姿势控制相关的潜在的功能障碍，再设定近期康复治疗目标。

3. 动作的设计应以参与日常生活的基本动作为基础；训练内容的设计应具有连续性，训练程度由易到难，循序渐进，增加趣味性及娱乐性，基本技能的强化训练与能力的提高训练相结合，强化训练与代偿训练相结合。

4. 让患者感知自己所处环境安全，整体的平衡与稳定是患者使用患侧肢体参与控制的前提，任何肢体的移动都需要全身做出适应性调整。

5. 积极做好预防工作，尽可能避免功能障碍的发生和发展，避免压疮、损伤、误吸等并发症。

## 第二节 肢体功能康复训练

### 一、良肢位摆放

任何形式的良肢位摆放，目的都是让患者的肢体功能保持良好的状态。早期患者良肢位摆放，关节适度运动，再加上主动运动康复训练，多能收到良好的效果（视频 ER5-2-1）。

1. **仰卧位** 患者痉挛明显时尽量采取仰卧位。采取仰卧位时，受紧张性颈反射和紧张性迷路反射的影响，患者异常反射活动加强，同时该体位易引起骶尾部、足跟外侧和外踝等处发生压疮。但是，在患者卧床期间，需要这种体位与其他体位交替使用以进行体位变换。

**方法：**头部置于枕头上，注意枕头高度适宜，不能使胸椎屈曲。患侧骨盆

ER-5-2-1

ER5-2-1
良肢位摆放

下垫一薄枕,使患侧骨盆向前突,防止患侧髋关节屈曲、外旋。患侧肩关节和上肢下面垫一个长枕,使肩胛骨前伸;患侧肩关节稍外展,肘关节伸展,腕关节背伸,手指伸展,平放于枕头上。患侧下肢髋关节伸直,在膝关节下垫软枕,保持膝微曲,注意防止膝关节过于屈曲,同时要避免将软枕垫于小腿下方,防止膝过伸或对下肢静脉造成压迫。大腿及小腿中部外侧各放置一个枕头,防止髋关节外展、外旋。踝关节保持背屈,外翻位,防止足下垂(图5-2-1)。

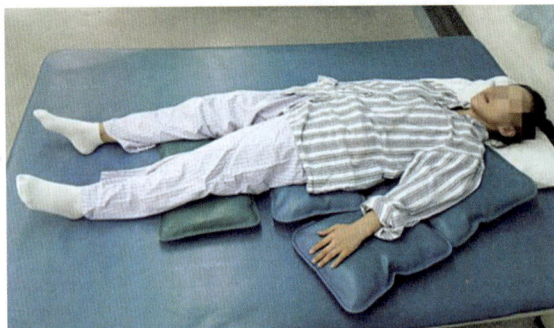

图 5-2-1 仰卧位

2. 患侧卧位 患侧卧位有助于患者增加患侧的感觉输入,有利于患侧功能恢复;同时患侧躯体得到伸展,可避免诱发或加重痉挛,并使健侧的活动能力增强。

方法:头颈稍前屈,患侧肩胛带前伸,肩关节屈曲,肘关节伸展,前臂旋后,腕关节背伸,手指伸展。患侧下肢稍屈髋屈膝,踝关节中立位。健侧上肢放松处于舒适位即可。健侧下肢放在患侧下肢前面,屈髋屈膝,在下面放一个枕头防止压迫患侧下肢。躯干稍微向后倾,背部放一枕头倚靠,取放松体位(图5-2-2)。

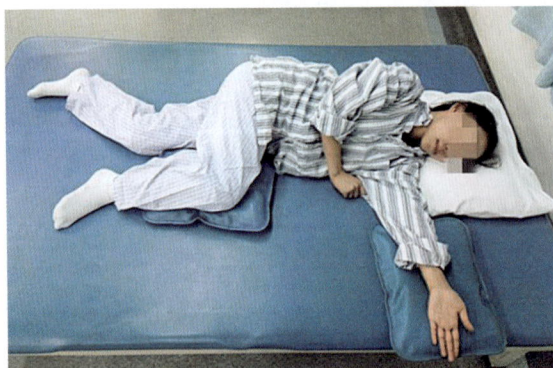

图 5-2-2 患侧卧位

3. 健侧卧位  该体位有利于患侧肢体血液循环,预防患肢水肿。

方法:健侧上肢在下,置于舒适放松体位;患侧上肢在上,肩向前伸出,肩关节前屈约 90°,在其下方放一个枕头支持,伸肘,前臂旋前,手伸展。健侧下肢髋关节伸展,膝关节轻度屈曲平放在床上;患侧下肢髋、膝关节屈曲,置于健侧下肢前,患侧膝下方放一个枕头,踝关节中立位。注意,患足不能悬空(图 5-2-3)。

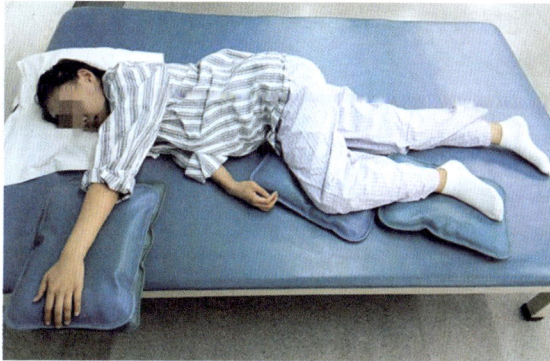

图 5-2-3  健侧卧位

4. 床上坐位  该体位能够改善患者的体位性低血压,提高躯干肌控制能力。

方法:床铺尽量平,患者后背部放枕头;不要固定头部,让头部能自由活动;躯干伸直,上肢放在可调节桌上,上置一枕头;髋关节屈曲 90°,重量均匀分布于臀部两侧;双膝关节下横放一枕头,足板或长枕置于足底,预防足下垂(图 5-2-4)。

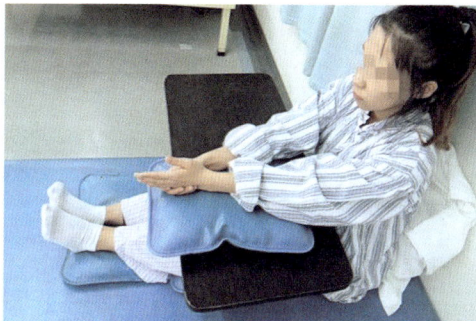

图 5-2-4  床上坐位

5. 坐椅子 患者坐在椅子上,可以提高其日常生活活动能力,提高生活自信心。

方法:在患者的下背部放置一个枕头,让其双手前伸,肘关节放在桌上,将手心朝上,双足平放地上(图 5-2-5)。

## 二、肢体功能训练

### (一)躯干肌功能训练

1. 上部躯干屈曲和旋转 患者取仰卧位,照护者站在患者健侧,面向其躯干并将其患侧前臂放在自己肩上,一手放在患者的患侧肩胛上,另一手固定患侧上肢远端,使其肘关节伸直。嘱患者抬头,看健侧外下方,患手放在照护者的肩部。照护者利用自身体重侧移向前,向健侧髋关节方向牵拉患者的患侧胸廓,逐渐使其上部躯干旋转(图 5-2-6)。

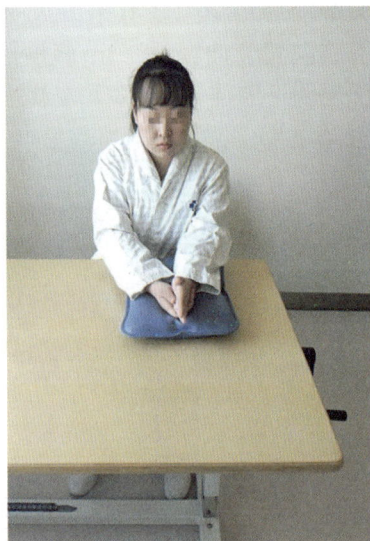

图 5-2-5 坐在椅子上

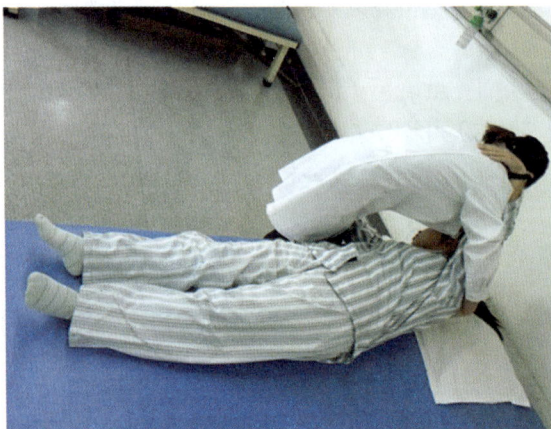

图 5-2-6 上部躯干屈曲和旋转

2. 仰卧位到患侧卧位翻身 患者取仰卧位,照护者站在患者的患侧,将其患臂抱在腋下,用手从下面支撑患肩以保护肩关节,然后要求患者抬头,将健侧下肢抬起来,向患侧放。要求:患者把头抬起来并保持住,直到完全把身体转向患侧卧位(图 5-2-7)。

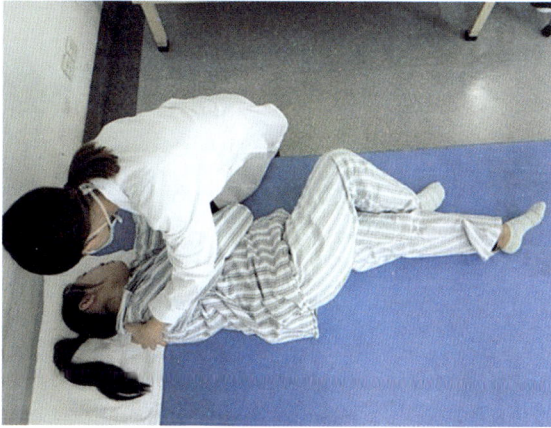

图 5-2-7　仰卧位到患侧卧位翻身

3. 仰卧位到健侧卧位翻身　患者取仰卧位,用健侧足从患侧腘窝下方插入并沿患侧小腿伸展,将患侧足置于健侧足上方,然后做 Bobath 握手(双手十指交叉,患手拇指在上)并上举后向左、右两侧摆动。照护者位于患者健侧,双手可辅助患者促进骨盆的旋转。患者利用头的屈曲、旋转带动躯干的旋转向健侧翻身(图 5-2-8)。

4. 床上卧位水平移动　患者取仰卧位,将健侧足置于患侧足下方,做 Bobath 握手并上举,利用健侧下肢将患侧下肢抬起并向一侧移动,再将臀部抬起向同侧移动,将上身躯干向同方向移动(图 5-2-9)。

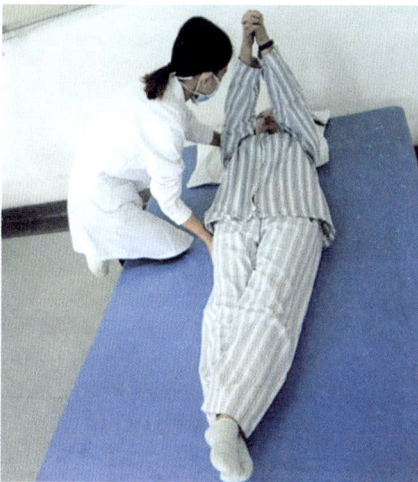

图 5-2-8　仰卧位到健侧卧位翻身

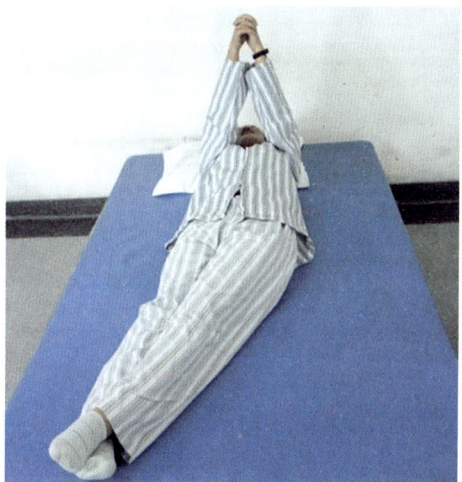

图 5-2-9　床上卧位水平移动

5. 卧位到床边坐起 患者取仰卧位,照护者站在患者患侧。患者做 Bobath 握手,双腿蜷起,向患侧翻身,用健侧下肢勾住患侧下肢,将腿移向床边,最后用健侧手放置在患侧腋下支撑,双腿向下用力,慢慢起床(图 5-2-10)。

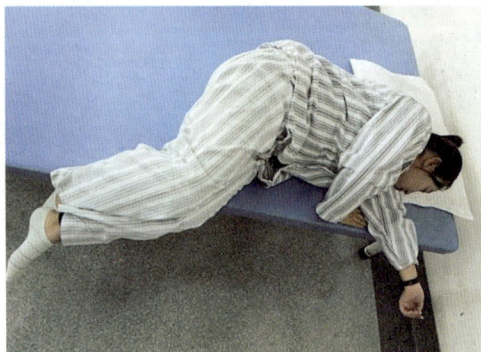

图 5-2-10 卧位到床边坐起

6. 桥式运动

(1)双桥:患者取仰卧位,照护者帮助患者将两腿屈曲,双足平踏在床上,足跟用力踩床,使臀部抬离床面并维持。患者患侧髋外展、外旋肌力弱不能支撑时,照护者可帮助稳定患膝(图 5-2-11)。

(2)单桥:若患者能完成双桥运动,可进行单桥运动。患者伸展健侧腿,由患侧腿负重,完成屈膝、伸髋、抬臀的动作;也可以患侧腿屈髋屈膝,将健侧腿搭在患侧膝关节上,完成伸髋、抬臀的动作(图 5-2-12)。

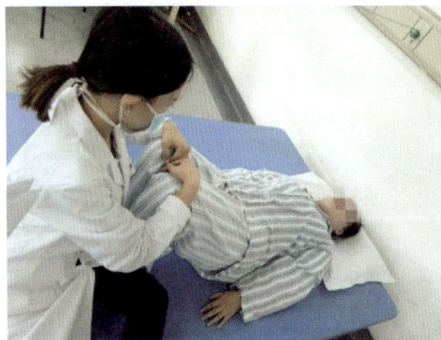

图 5-2-11 双桥运动

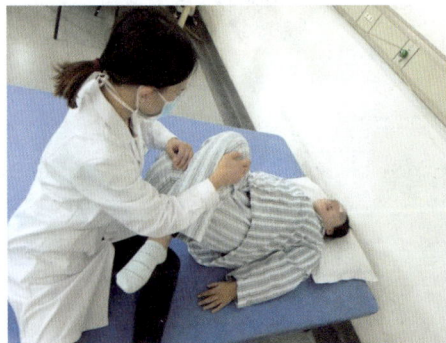

图 5-2-12 单桥运动

注意事项:当患者腰背肌收缩不充分时,身体向偏瘫侧倾斜,此时照护者可用手拍打患者患侧腰背肌,使其收缩,并上抬臀部。注意,患者在抬起臀部时应避免通过伸展髋关节、弓背、头用力顶枕头完成（视频ER5-2-2）。

7. 下部躯干屈曲和旋转

（1）患者取仰卧位，放松，照护者站在患者患侧，辅助其双下肢屈曲（髋、膝关节均屈曲80°），将一只手放在患者的骶尾处，用上臂或身体支撑患者屈曲的双下肢，然后侧移身体使患者腰椎屈曲；另一只手放在患者的胸廓上（图5-2-13）。注意，照护者向前拉患者骨盆时，应保持患者髋关节屈曲角度不变。

（2）患者双脚平放在床上，髋关节、膝关节保持屈曲位，胸部保持不动，照护者帮助患者将患侧腿搭在健侧腿上进行有节律地内收和外展，然后双腿交换位置（图5-2-14）。

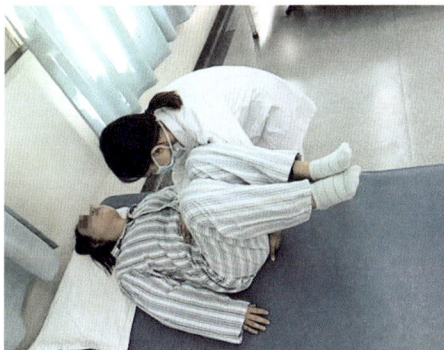

ER-5-2-2

ER5-2-2
桥式运动

图 5-2-13　下部躯干屈曲

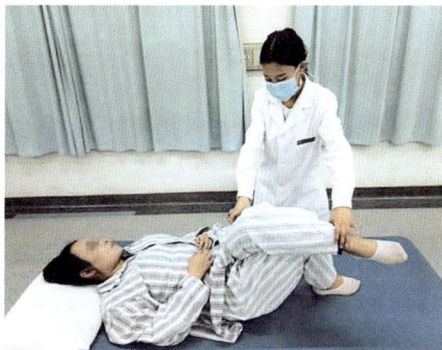

图 5-2-14　下部躯干旋转

8. 端坐位下部躯干的屈曲和旋转　患者取端坐位，照护者坐或站在患者的患侧，一只手握住患者的患侧上臂使其肩前伸，另一只手引导患者将患侧手平放在治疗床上，引导患者将身体重心缓慢地从一侧移到另一侧。患者会感到重心经过手掌外侧边，而当移向另一侧时重心会移向手掌内侧（图5-2-15）。

9. 端坐位双上肢在体侧支撑时躯干旋转

（1）向健侧旋转：患者取端坐位，

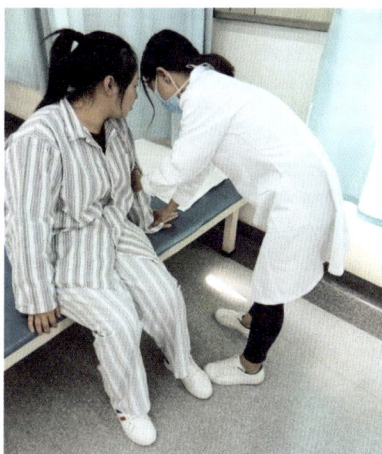

图 5-2-15　端坐位下部躯干的屈曲和旋转

照护者站在患者的健侧,一只手握住患者上臂使其患侧肩向前伸,另外一只手引导其患侧手平放在治疗床上,将患者患侧腿固定在稍外展的位置,同时保持其臀部在治疗床上(图5-2-16)。

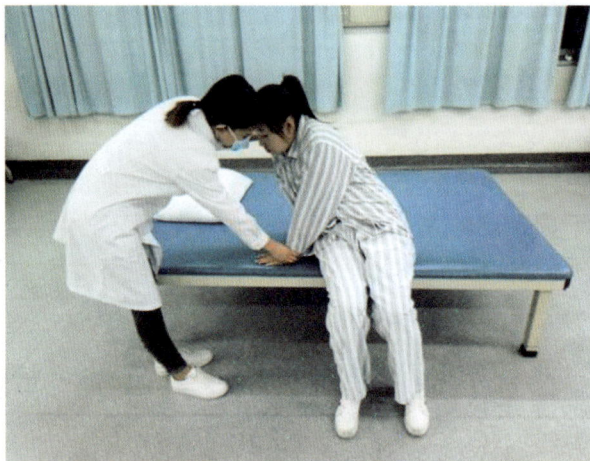

图 5-2-16　端坐位双上肢在体侧支撑时躯干向健侧旋转

(2)向患侧旋转:照护者帮助患者将双上肢放在患侧,手掌平放在治疗床上靠近臀部的位置,患侧肘关节伸展,双手长轴平行,两掌根距离与肩同宽(图5-2-17)。

10. 骨盆前、后倾　患者取站立位,双足分开,与肩同宽。照护者坐在患者面前的椅子上,用自己的双膝将患者双膝分开使其双腿略外展。照护者一手放在患者骶尾处,另一手放在其下腹部,在患者伸髋的同时刺激其收腹(图5-2-18)。

11. 站立下躯干的屈曲和伸展　患者站在与股骨大转子同高的治疗床或桌子前。照护者站在患者身后,一手放在患者的骶尾处,另一手放在其胸前,嘱患者慢慢向下弯腰,将前臂放到桌子上,稍停之后将前臂抬离桌面,将躯干挺直(图5-2-19)。

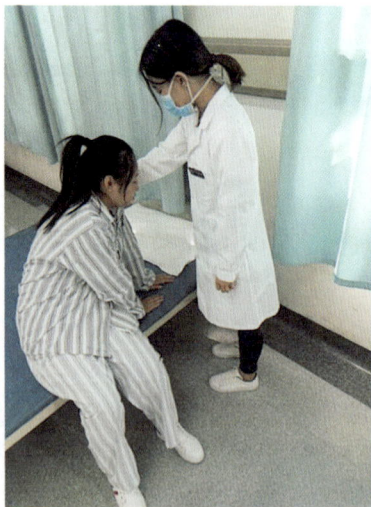

图 5-2-17　端坐位双上肢在体侧支撑时躯干向患侧旋转

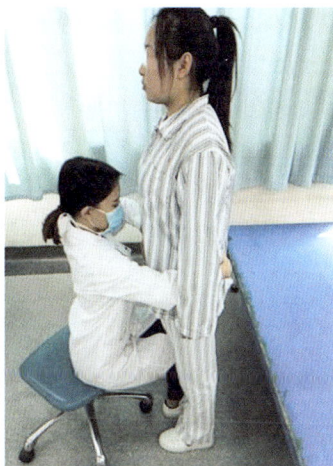

图 5-2-18　骨盆前、后倾

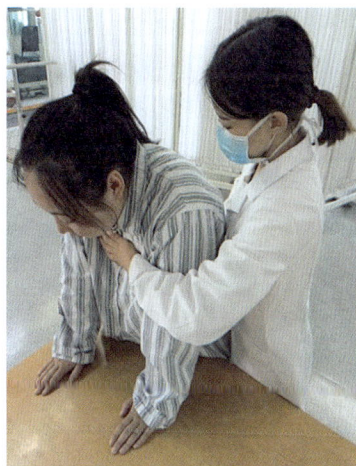

图 5-2-19　站立下躯干的屈曲和伸展

### （二）上肢运动功能训练

1. 被动活动　患者取仰卧位，做 Bobath 握手并高举过头，然后放下，保持肘关节完全伸展（图 5-2-20）（视频 ER5-2-3）。

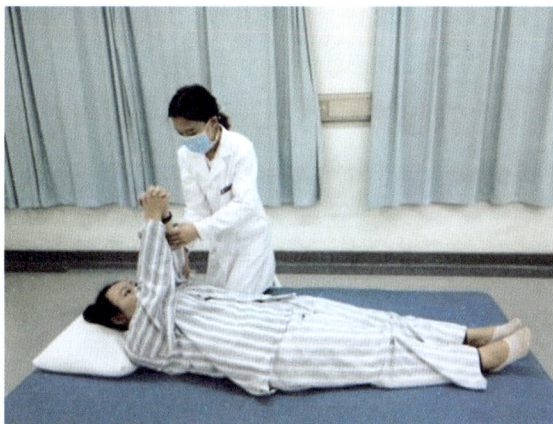

图 5-2-20　Bobath 握手

ER-5-2-3

ER5-2-3　上肢被动运动

（1）肩的控制：照护者将患者患侧上肢置于屈曲位。患者试着自己保持上肢在此位置，然后小范围移动肩（应只在自己可控制的范围内移动上肢并反向移动），再逐渐扩大运动范围，最后做到能够从体侧举起伸展的上肢（图5-2-21）。患者在卧位练习将上肢放下的控制能力，在全过程中肘关节伸展，上肢外旋、旋后（侧方抬起的控制比前方容易，因为外旋和旋后更易保持），能够在放下的各个阶段控制(即能抬起上肢),还可做患侧上肢内收、外展、环转的活动。

(2)肘的控制:患者取仰卧位,患侧上肢置于外展外旋位,交替练习肘关节屈伸分离运动。照护者将患者患侧上肢置于屈曲位,鼓励其主动伸展肘关节,向上推照护者的手,并进行小范围的肘关节屈曲伸展交替练习(图5-2-22)。

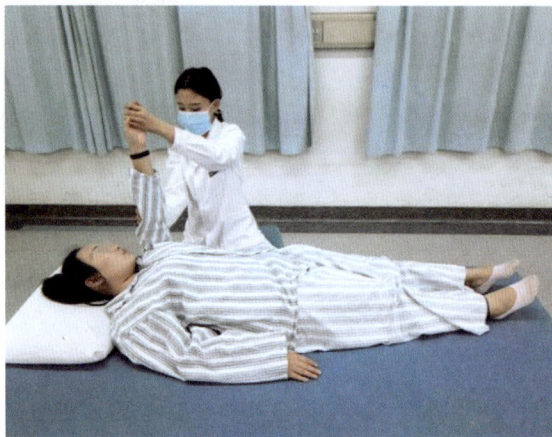

图 5-2-21　肩关节控制

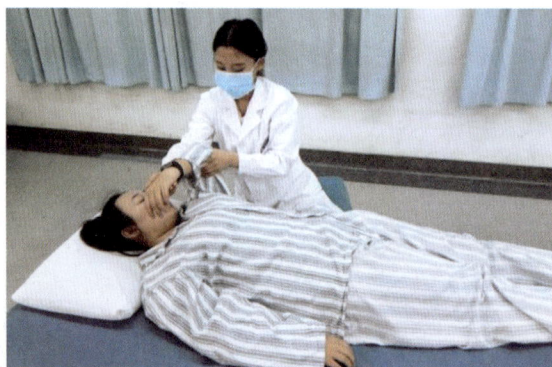

图 5-2-22　肘关节伸展

(3)腕关节屈曲、伸展和尺偏、桡偏:患者取仰卧位,肘关节处于屈曲位。照护者一手握住患者患侧前臂远端,另一只手握住患者患侧手指,帮助其做腕关节的屈曲、伸展、尺偏、桡偏动作。

2. 诱发主动活动

(1)诱发伸肘:患者取仰卧位,患侧上肢上举,肘屈曲。照护者用手有节律地快速拍打患者的肱三头肌(图5-2-23)。

（2）诱发伸腕：患者仰卧位，肘关节屈曲，照护者一手固定患者患侧手腕，一手有节律地拍打其伸腕肌（图5-2-24）。

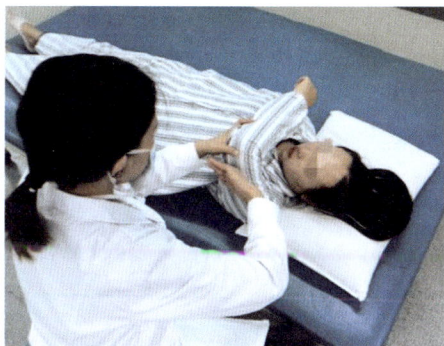

图5-2-23　诱发肘关节伸展

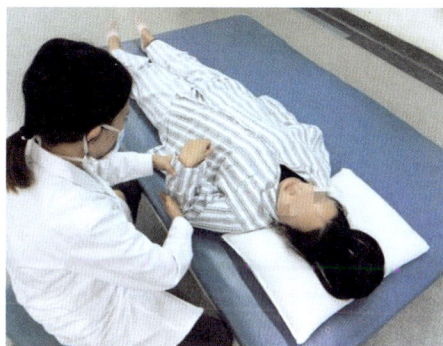

图5-2-24　诱发腕关节背伸

3. 主动活动

（1）仰卧位主动活动：①将上肢伸直，向头的方向上举，肩关节外旋或内旋（图5-2-25A）；②患侧肩关节外展90°，肘关节屈曲90°，前臂沿肱骨干轴线向头、足方向运动（图5-2-25B）。

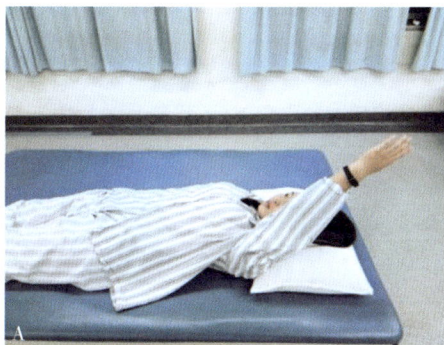

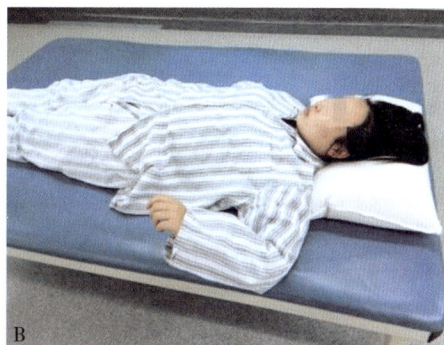

图5-2-25　仰卧位主动活动

（2）坐位主动活动：①上肢肘关节伸直，手掌掌心向内，向头的方向上举（图5-2-26A）；②肩关节前屈90°，肘关节做屈伸运动（图5-2-26B）。

4. 功能性训练

（1）梳头练习：患者取坐位，抬起患侧上肢，手掌置于头顶，肘关节交替屈曲和伸展（图5-2-27）。注意：手只是轻轻地放在头顶上，避免向下压；肘关节不能向前或向下；应像梳头时一样轻轻抚摸头发。

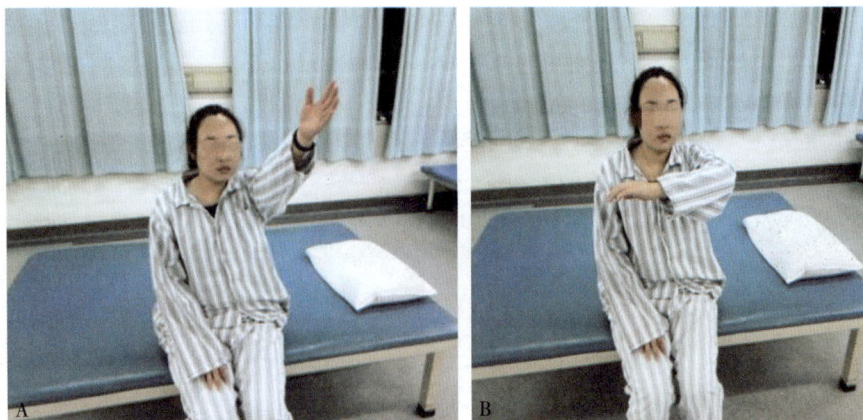

图 5-2-26　坐位主动活动

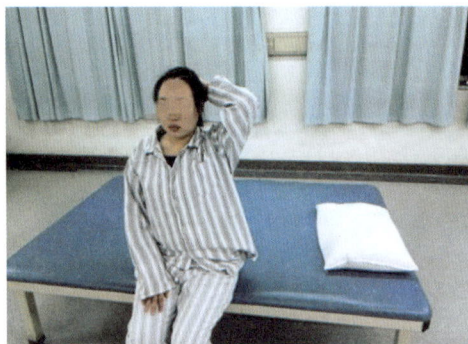

图 5-2-27　梳头练习

（2）进食练习：患者用患侧手抓握筷子或勺子，肩关节上举、外展，肘屈曲（图 5-2-28）。

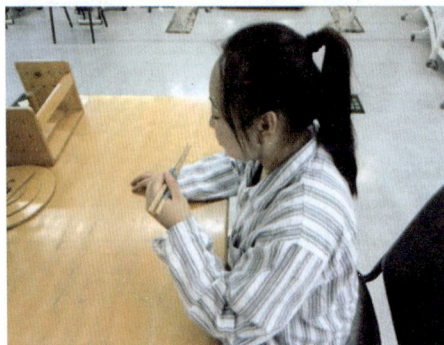

图 5-2-28　进食练习

（3）摸后背练习：用患侧手手背接触后腰部，推摩同侧后背部，逐步移向后背中央（图 5-2-29）。此动作在沐浴、提裤子等日常生活活动中起重要作用。患者可以用患侧手从患侧取一物体，经背后传递至健侧手，练习此动作。

（4）前臂旋转练习：患者取坐位，患侧肘关节屈曲 90° 并紧贴在身体一侧，手掌做向下、向上翻转动作（图 5-2-30）。

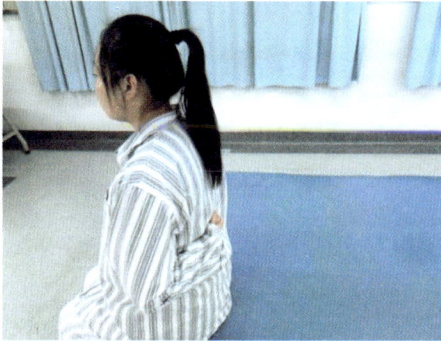

图 5-2-29　摸后背练习

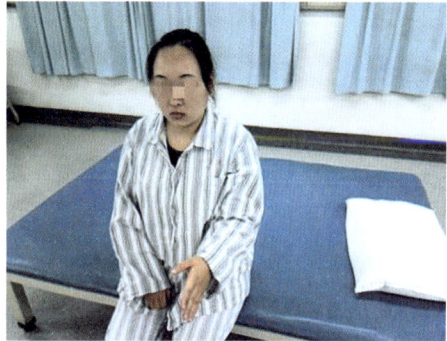

图 5-2-30　前臂旋转练习

5. 手功能训练

（1）拿杯子练习：患者取坐位，肘关节伸直，手心向里，手指屈曲。在日常生活中可练习喝水（图 5-2-31）。

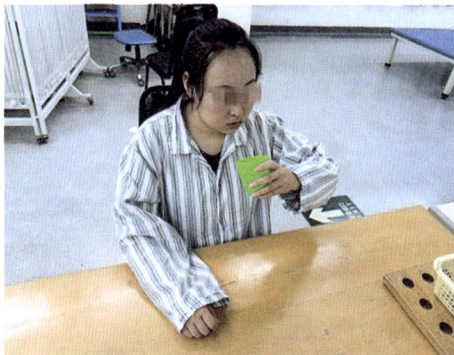

图 5-2-31　拿杯子练习

（2）拿笔练习：患者取坐位，用拇指和示指远端指腹握笔，练习写字（图 5-2-32）。

（3）拿筷子练习：患者取坐位，用拇指、示指、中指握筷子。训练使用筷子可以加强手的灵活性及协调性（图 5-2-33）。

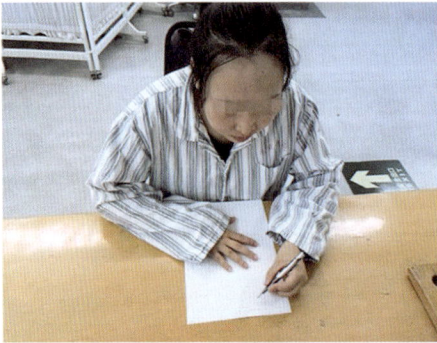

图 5-2-32　拿笔练习

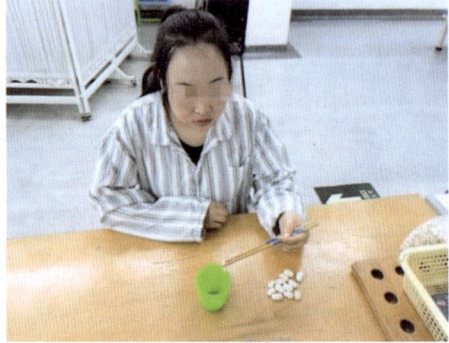

图 5-2-33　拿筷子练习

### （三）下肢运动训练

1. 被动活动训练

（1）髋关节被动活动

1）髋关节前屈：照护者立于患者患侧，一手托住患者患侧小腿近膝关节处，另一只手用手心托住患侧足跟处，双手将患侧大腿沿矢状面向上弯曲，使大腿前部尽量接近腹部（图 5-2-34）。

2）髋关节内收、外展：照护者一手托患者膝关节后方，前臂支撑患者大腿远端，另一手握患者足跟，在髋关节轻度屈曲状态下，完成髋关节外展，然后返回原来位置（图 5-2-35）。

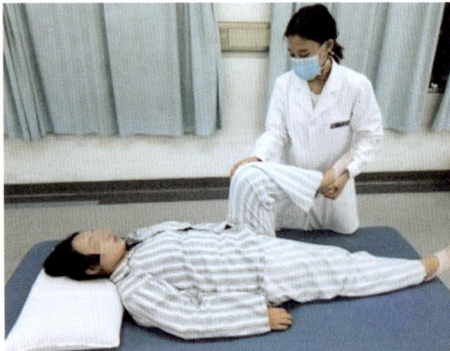

图 5-2-34　髋关节前屈

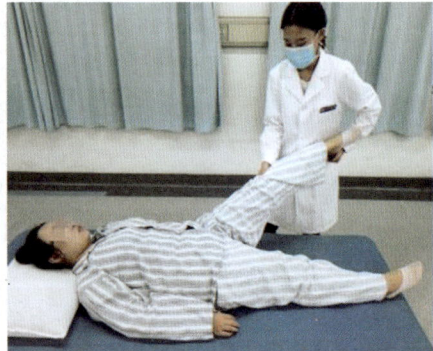

图 5-2-35　髋关节内收、外展

3）髋关节内旋、外旋：患者下肢伸展，照护者一手固定患者膝关节上方，另一手固定踝关节上方，完成下肢轴位转移。足尖向内侧为髋关节外旋，足尖向外侧为髋关节内旋（图 5-2-36）。

（2）膝关节被动活动：照护者一手托患者膝关节后方（腘窝），另一手托患者足跟，然后在髋关节屈曲状态下完成膝关节屈曲、伸展（图 5-2-37）。

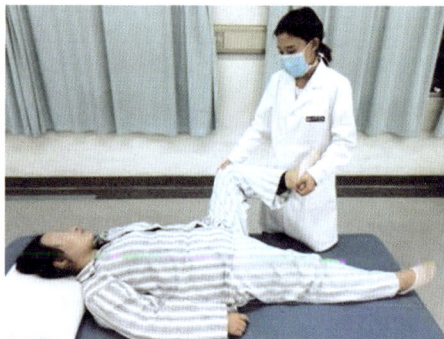

图 5-2-36　髋关节内旋、外旋

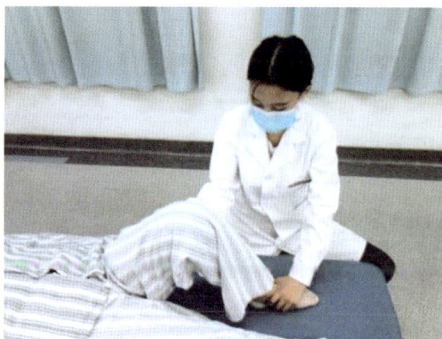

图 5-2-37　膝关节被动活动

（3）踝关节被动活动

1）踝关节背屈：患者下肢屈曲。照护者一手固定患者踝关节上方，另一手握患者足跟，在牵拉跟腱的同时，通过自身前臂屈侧推压患者足底（图 5-2-38）。

2）踝关节跖屈：患者下肢伸展。照护者一手固定患者足背，在下压足背的同时，另一手将足跟上提（图 5-2-39）。

3）踝关节内翻、外翻：患者下肢伸展。照护者一手固定患者踝关节，另一手助其进行内、外翻运动（图 5-2-40）。

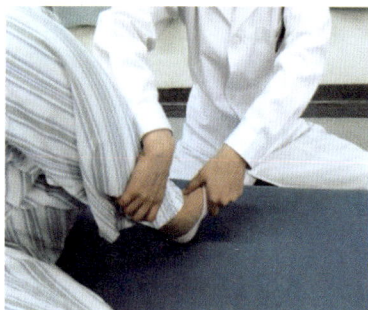

图 5-2-38　踝关节背屈

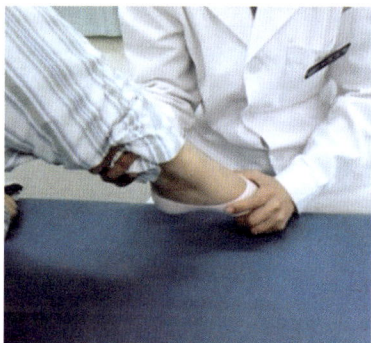

图 5-2-39　踝关节跖屈

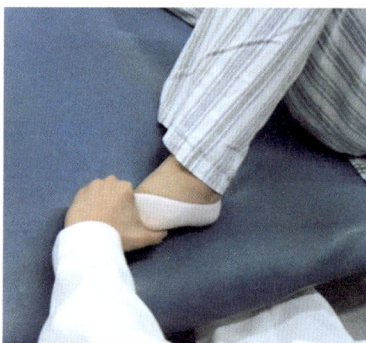

图 5-2-40　踝关节内翻、外翻

## 2. 诱发主动活动训练

（1）诱发髋关节主动活动：患者取仰卧位。利用屈曲反射，刺激伸趾肌，可以使伸趾肌、踝背伸肌、屈膝肌、髋的屈肌、外展肌和外旋肌出现协同收缩，促进髋关节主动活动。当患者不能自主完成髋关节屈曲时，被动屈曲足趾可引起其下肢屈曲，完成屈髋运动。下肢屈曲反应被诱发出来以后，让患者保持这种肢位，随后可通过增强随意性反应进行强化（图5-2-41）。

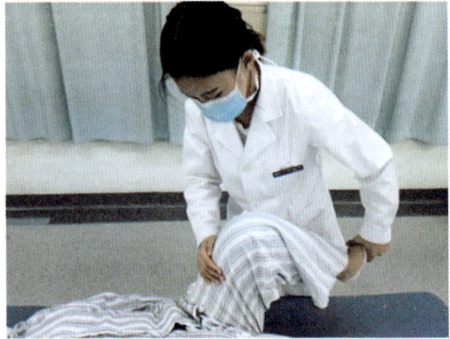

图 5-2-41　诱发髋关节主动训练

（2）诱发膝关节屈曲：患者取俯卧位。照护者通过刺激患者大腿后侧腘绳肌，完成膝关节屈曲训练（图5-2-42）。

（3）诱发踝关节背屈：患者取仰卧位（也可取坐位）。照护者在患者做髋、膝关节屈曲动作时施加阻力，增强其等长收缩，被动屈曲足趾引发及强化足背屈运动，然后逐渐减少髋、膝关节屈曲角度，最后在膝关节完全伸展位做足背屈训练（图5-2-43）。

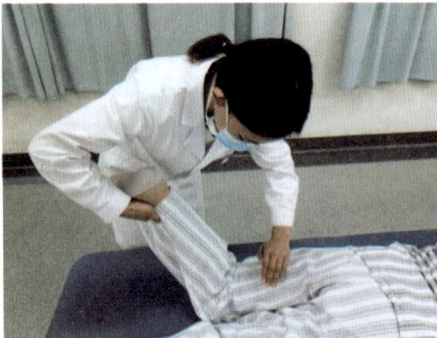

图 5-2-42　诱发膝关节屈曲

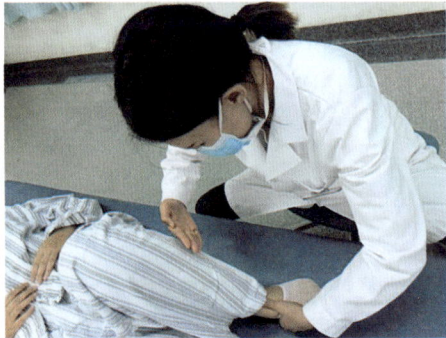

图 5-2-43　诱发踝关节背屈

## 3. 主动活动训练

（1）髋关节、膝关节主动活动：患者坐在椅子上，将大腿上抬，同时完成屈髋、屈膝活动（图5-2-44）。

（2）踝关节主动活动：患者取坐位，小腿悬垂，跖屈的同时屈曲足趾，背伸的同时伸展足趾（图5-2-45）。

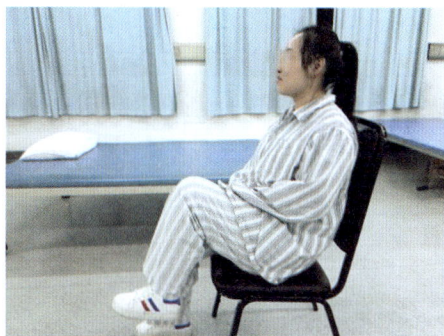

图 5-2-44　髋关节、膝关节主动活动

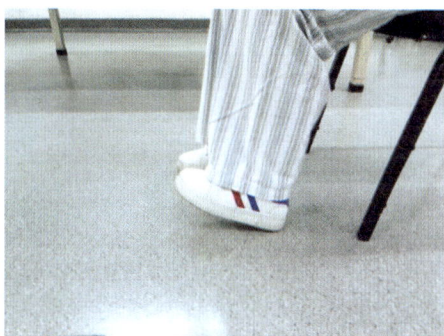

图 5-2-45　踝关节主动活动

4. 踝关节功能训练

（1）踝关节外翻练习：患者取仰卧位，踝关节中立位。照护者站在患者患足外侧，一手握住患者小腿远端，另一手拇指和其余四指分别握住患者脚掌侧，拇指向下用力，其余四指向上用力，促进踝关节外翻（图 5-2-46）。

（2）踝关节背伸练习：患者取仰卧位，踝中立位。照护者站在患者患足外侧，一手握住小腿远端，另一手托住足跟，前臂掌侧抵住足底，活动时将足跟稍向远端牵引，同时前臂将足压向头端（图 5-2-47）。

（3）踝背伸斜板站立练习：患者背靠墙壁，患侧足踩在斜板上，脚尖方向摆正，患侧负重，患侧足背屈，抑制足内翻（图 5-2-48）。

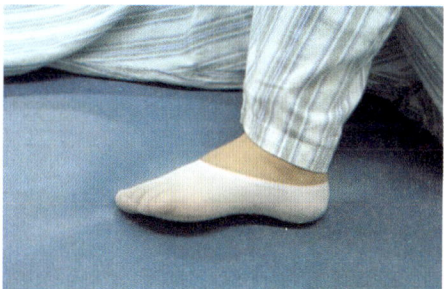

图 5-2-46　踝关节外翻

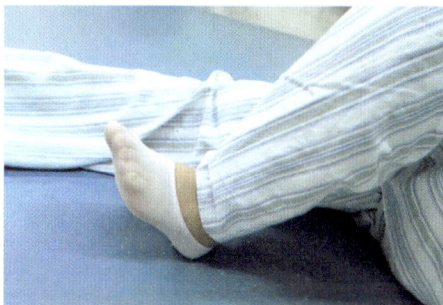

图 5-2-47　踝关节背伸

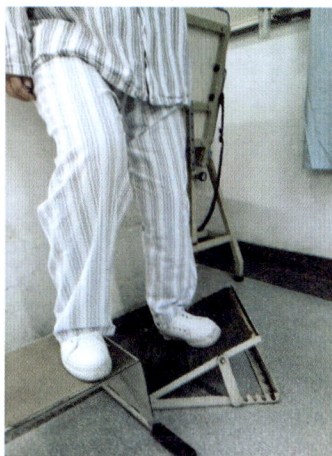

图 5-2-48　踝背伸斜板站立

**（四）坐位平衡训练**

1. **重心向健侧转移**　患者端坐。照护者站在患者面前，一手扶托患者颈后部以增加其安全感，让患者用健侧肘关节接触床，然后再回到中立位（图 5-2-49）。患者在做重心向健侧转移训练过程中，从健侧位回到中立位时，要避免用健侧肘关节支撑。照护者应轻轻握住患者健侧手并慢慢抬起来，避免其借助健侧手向下推的力量使身体坐直。

2. **重心向患侧转移**　患者端坐，照护者站在患者面前，一手扶托患者颈后部以增加其安全感，另一只手帮助患者患侧上肢向患侧放，直至肘关节支撑到床上。嘱咐患者在重心通过患侧肘部时，继续向患侧用力。此训练可以刺激肩周肌群的共同收缩，加强患侧肩关节稳定性（图 5-2-50）。

3. **双腿交叉重心转移**　患者端坐。照护者站在患者面前，用一侧上肢环绕在患者肩后，另一只手放在患者对侧大转子处，帮助患者该侧臀部从床上抬起来。这种重心转移需要向两侧进行。重心转向位于下方的腿比较容易，即患侧腿在上方时，重心向健侧腿转移（图 5-2-51）。

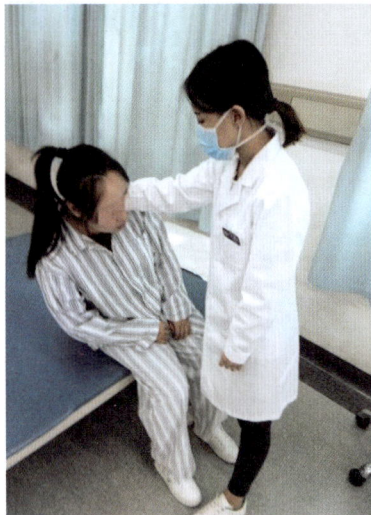

图 5-2-49　重心向健侧转移

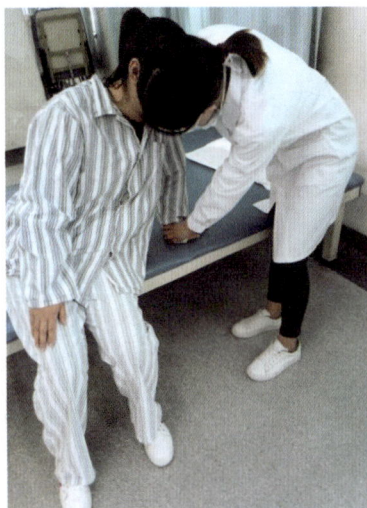

图 5-2-50　重心向患侧转移

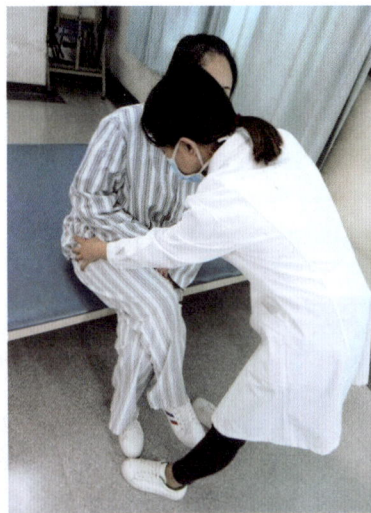

图 5-2-51　双腿交叉重心转移

4. 双手交叉向前　患者端坐，双脚平放在地上，做 Bobath 握手。照护者引导患者弯腰向前，双手去摸脚尖（图 5-2-52）。患者的运动幅度要先小后大，开始时以躯干前倾后能回到直立位为宜，并且注意躯干前倾过程中足跟不能离地。照护者一定要注意保护患者的安全，控制好患侧足，防止其向后滑动。

（五）站立平衡训练

1. 坐位到站立位转移　患者端坐于床边，双足分开与肩同宽，侧足底着地，足跟落后于两膝，患侧足稍后，以便于负重及防止健侧代偿。患者做 Bobath 握手，双臂前伸，躯干前倾，使重心前移，患侧下肢充分负重，然后臀部离开床面，双膝前移，双腿同时用力，慢慢站起。站立位时，双腿同等负重（图 5-2-53）。患者在站立过程中，不能低头，臀部必须在双肩超过双膝时才能离开床面；起立后防止膝关节过伸或伴有踝关节跖屈内翻者髋关节向后方摆动。

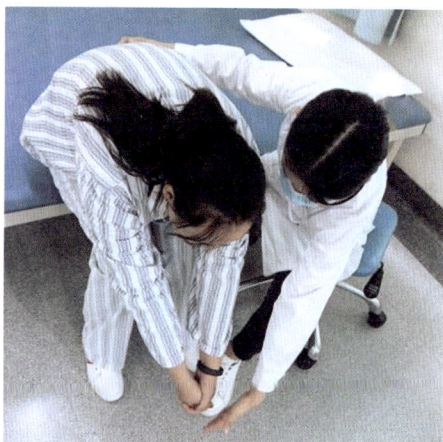

图 5-2-52　双手交叉向前

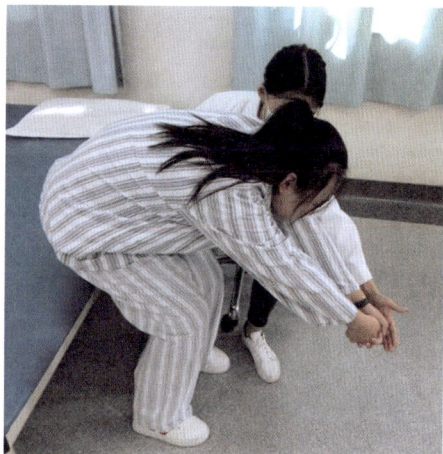

图 5-2-53　坐位到站立位转移

2. 患侧下肢站立，健侧下肢内收、外展　患者站立。照护者站在患者面前，稍向患侧的一方，用自己的腿保护患者患侧腿，使其自行站立。然后，照护者一手协助患者患侧髋关节伸展，在患侧腿负重的情况下，将健侧腿做内收、外展动作（图 5-2-54）。

3. 患侧下肢站立，健侧下肢向前迈步　患者站立于床边，双脚与肩同宽。照护者站于患者患侧，一手固定患者患侧肩部，另一手固定患者患侧骨盆。患者向前内侧迈出健侧下肢并越过中线。照护者引导患者患侧骨盆向前，使其重心转移至患侧前足掌（图 5-2-55）。照护者也可绕过患者身后，固定健侧髂前上棘，诱导其重心向前，以增强患者的安全感及主动性。

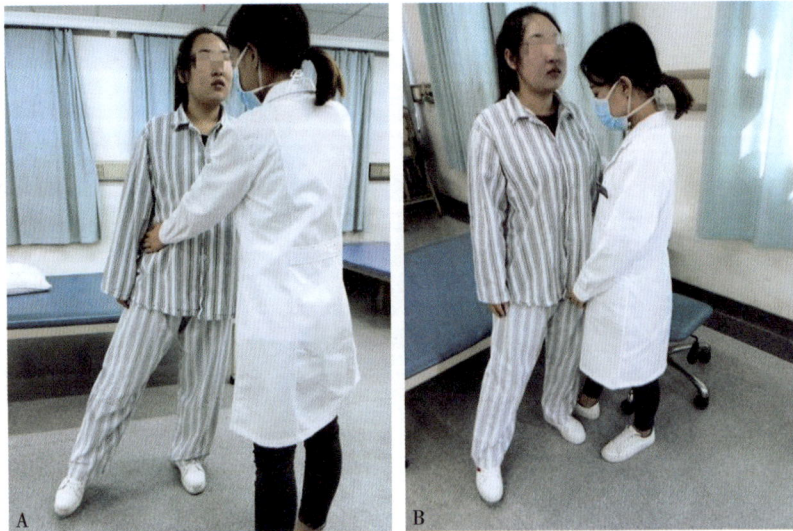

图 5-2-54　患侧下肢站立,健侧下肢内收、外展

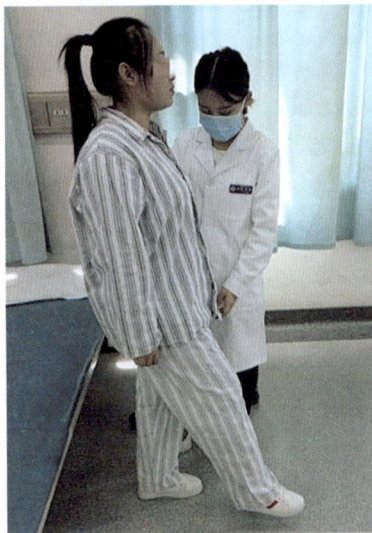

图 5-2-55　患侧下肢站立,健侧下肢向前迈步

4. 患侧下肢站立,健侧下肢踏台阶　在患者健侧下肢的侧方放一低凳,患者站立,健侧下肢外展,将足置于凳上(不负重)。照护者一手置于患者患侧髋关节,协助其保持伸展位,另一手置于其健侧腰部,诱导其重心向患侧下肢转移。患者患侧下肢及躯干维持原姿势不变,抬起健侧足并在空中保持一定时间,再放回原处,如此反复训练多次。当患者没有辅助也可以完成上述动作

时,照护者一手维持患者患侧手腕关节背伸,手指伸展,利用胸部控制患侧上肢的伸展、外展,以抑制患侧上肢因异常模式导致的上肢屈曲;另一手置于患者健侧腰部,辅助维持其患肢的负重(图5-2-56)。注意,患者置于木凳上的健侧下肢不得出现外旋,足尖朝向正前方,以增加患侧下肢髋关节伸肌选择性活动的难度。

3. 单腿站立　患者以患侧单腿站立,面前摆放20cm高的矮木凳,将健侧下肢踏在上面。照护者一手下压、前推患者患侧骨盆,辅助其髋关节伸展;另一手置于患者健侧躯干,协助其将重心转移到患侧。随着患者单腿站立能力提高,可以增加踏凳的次数和延长负重时间(图5-2-57)。当患者以上动作可以正确地反复进行时,照护者立于患者患侧,用自身下肢诱导患者患肢膝关节屈、伸运动控制,增强其承重反应能力。

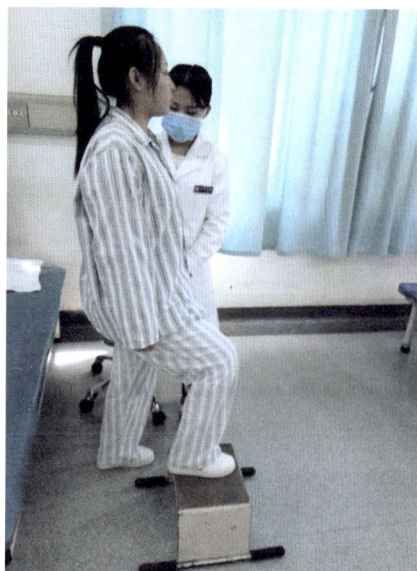

图 5-2-56　患侧下肢站立,
健侧下肢踏台阶

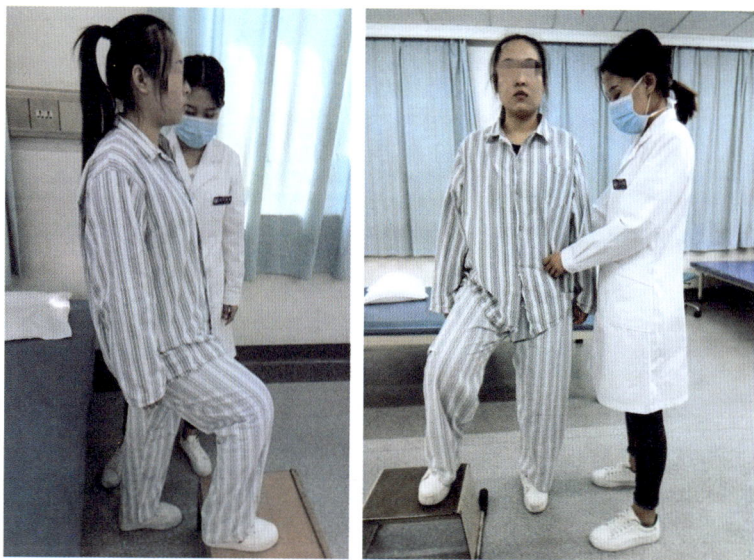

图 5-2-57　单腿站立训练

### （六）步行功能训练

1. 帮助躯干旋转，促进行走　患者站立。照护者位于患者身后，双手放在其双肩上（四指在肩的前面，拇指在后面）。患者行走，一侧腿向前迈步时，照护者及时辅助其对侧肩向前伸，即患者患侧腿向前时照护者推其健侧肩向前，使每一步都有躯干旋转动作参与（图5-2-58）。照护者辅助患者双肩摆动要与其行走节奏一致。随着患者躯干控制和行走能力逐步提高，照护者应该减少辅助，直至患者能独立行走。

2. 控制双肩步行　患者站立。照护者位于患者身后，双手轻轻搭在其肩上（四指在肩的前面，拇指在后面）。当患者以患侧下肢支撑、健侧下肢迈出时，在足跟着地前，健侧肩胛骨向后方旋转，可以防止患侧足外旋。当患者患肢处于摆动相时，照护者诱发其双上肢呈对角线摆动，双侧上肢有节奏地自然摆动，可使躯干旋转，对诱发正常步态有明显效果（图5-2-59）。

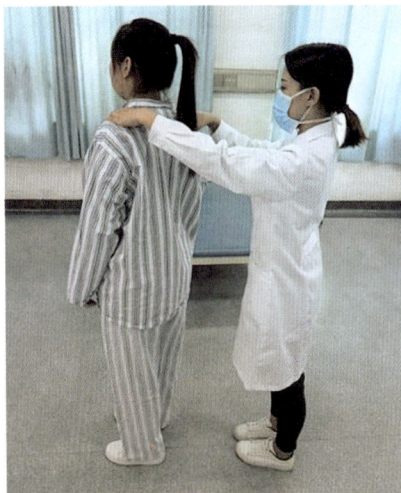

图 5-2-58　帮助躯干旋转，促进行走

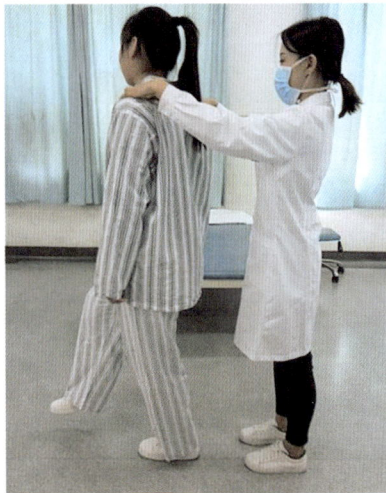

图 5-2-59　控制双肩步行

3. 控制骨盆步行　患者站立。照护者双手置于患者骨盆两侧，用拇指抵住臀部，使其髋关节伸展、骨盆后倾。在患者健侧下肢处于摆动相时，照护者协助其将重心转移到患侧足前方，防止膝关节过伸，并维持患侧下肢站立相的稳定；健侧下肢支撑时，协助患者将重心向健侧移动。患者在患侧下肢处于摆动前期，髋、膝关节放松，足跟向内侧倾斜，即髋关节外旋。照护者则向前、下方压患者骨盆，防止骨盆上抬，并协助其向前方旋转（图5-2-60）。

4. 向患侧横向迈步　患者站立。照护者立于患者患侧，一手置于其患侧腋窝，使患侧躯干伸展，另一手置于其健侧骨盆位置，使患者身体重心移向患肢,然后嘱患者健侧下肢从患侧肢前方横向迈出,患侧下肢从健侧下肢后方向患侧方迈出。照护者可用旋转患者患侧躯干和骨盆的方法协助其完成动作。患者步行能力改善时,逐渐减小旋转的角度。患者能控制骨盆和下肢时,照护者双手置于患者肩部,根据患者的能力给予辅助,或施加外力破坏患者的平衡,增加步行难度(图 5-2-61)。

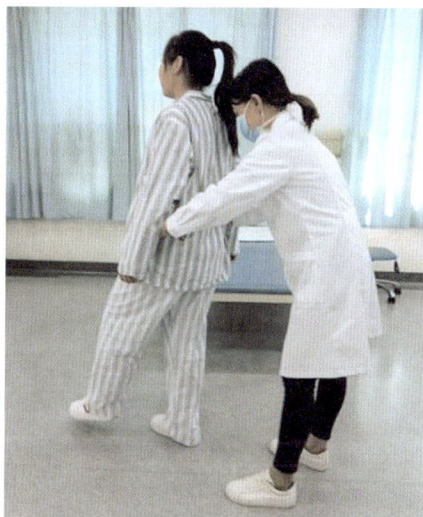

图 5-2-60　控制骨盆步行

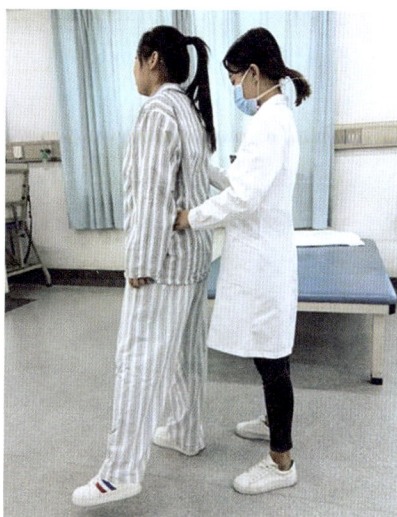

图 5-2-61　向患侧横向迈步

5. 向健侧横向迈步　患者站立。照护者一手置于患者患侧骨盆位置,协助其转移身体重心;另一手放在患者健侧肩部,协助调整其躯干姿势。嘱患者患侧下肢在健侧下肢前方横向迈步(迈出的患侧足要与健侧足平行,足尖方向一致),再将健侧下肢向健侧方向迈出。照护者双手可置于患者骨盆处,协助其控制身体的平衡和重心的转移,利用上肢协助患者控制患侧躯干的伸展(图 5-2-62)。

6. 上下楼梯训练

(1)上楼梯训练:患者站立。照护者位于患者身后,一手控制患者膝关节,

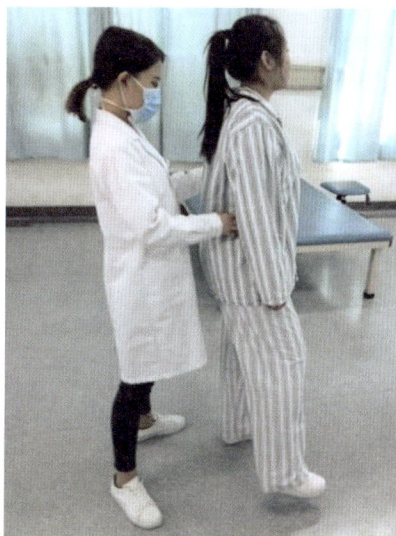

图 5-2-62　向健侧横向迈步

一手扶持患者腰部,使其将重心转移到患侧,指示患者健肢上台阶,然后重心前移。照护者辅助患者患侧下肢屈髋、屈膝,抬起患足,上下台阶(图5-2-63)。训练初期,患者健侧手可抓握扶手,随着稳定性增加,应逐渐减少辅助量,如上台阶时,指示患者双手交叉相握伸向前或自由摆动。照护者可从患者躯干部位给予一定的帮助。

(2)下楼梯训练:照护者位于患者后方,一手置于患者患侧膝部下方,辅助膝关节屈曲向下迈步,另一只手置于患者健侧腰部帮助其向前移动重心,然后再保持膝关节伸展支撑体重,指示患者健侧下肢向下迈步(图5-2-64)。

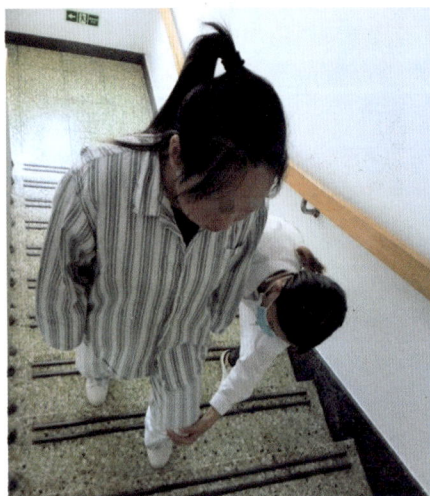

图5-2-63　上楼梯训练

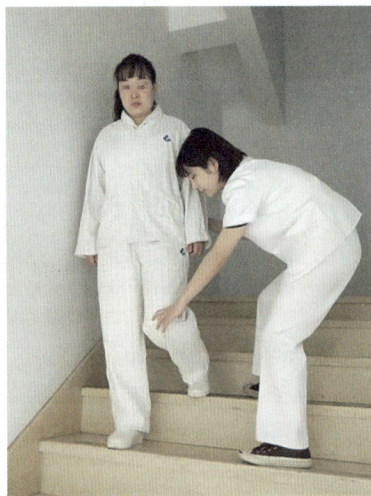

图5-2-64　下楼梯训练

偏瘫患者上下楼梯的训练应该遵循"健侧下肢先上,患侧下肢先下"的原则。开始时,两侧下肢上完同一个楼梯台阶后再上下一个,即每次上一个台阶,"两步一梯",比较安全。上下楼梯熟练后,患者可两侧下肢交替上或下台阶,即每次上两个台阶,"一步一梯"。

# 第三节　吞咽功能障碍康复训练

吞咽功能障碍是指唇舌、咽部功能受损,不能安全有效地把食物由口送到胃内的进食困难。

## 一、口面部运动康复训练

口面部运动的训练分为面颊部运动训练和唇部运动训练。

### （一）面颊部运动训练

面部训练的目的是增加面颊感觉和肌张力，内容包括以下几个方面：

1. 面颊牵拉　照护者戴上一次性手套，示指放入患者口内，抵住瘫痪面颊肌的内侧，拇指轻轻压在面颊肌的外侧，拇指和示指缓慢、匀速地将面颊肌肉朝嘴唇中间方向拉动，两指拉到嘴唇中央部位时，停留5秒，然后换另一边做（图5-3-1）。

2. 面颊抚摸　照护者用手掌贴在患者两侧面颊上，轻轻地由外向内滑动。

3. 面颊冰刺激　照护者可以用冰棒沿患者颧骨肌肌腹由下向上滑，还可以由下向嘴角滑动刺激笑肌。如果没有冰棒，采用软刷也可以。

4. 面颊阻力运动　让患者紧闭唇，照护者向其嘴唇中央方向施加阻力，促进闭唇动作的对称与协调（图5-3-2）。

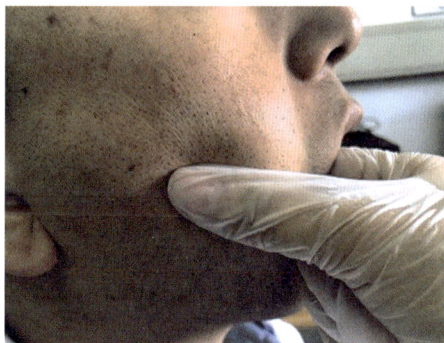

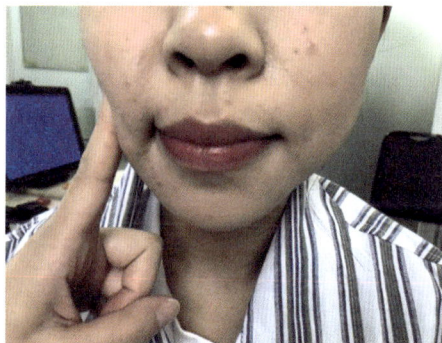

图5-3-1　面颊牵拉　　　　　图5-3-2　面颊阻力运动

### （二）唇部训练

1. 增加唇的感觉训练

（1）唇部牵拉运动：照护者用拇指和示指夹住患者嘴唇，从内向外拉，操作时要注意支撑其下颚以固定头部位置（图5-3-3）。

（2）口内刷拂：照护者使用小棉棒或牙刷刷拂患者口唇内侧壁。

（3）口唇震动：照护者用手轻拍患者的双唇，使其发出"哇，哇，哇……"的声音（图5-3-4）。

2. 闭唇运动　目的是改善患者吞咽时食物或水从嘴角流出的问题。具体方法如下。

（1）要求患者将嘴巴闭上。如果患者无法顺利闭上嘴唇，照护者使用示指和大拇指辅助患者紧闭双唇（图5-3-5）。

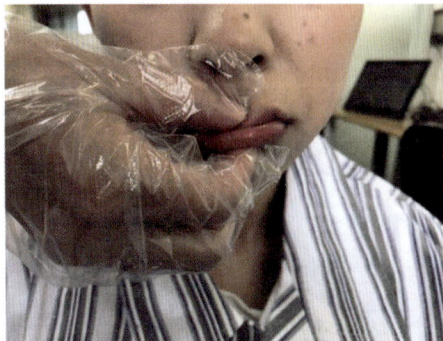

图 5-3-3　唇部牵拉运动

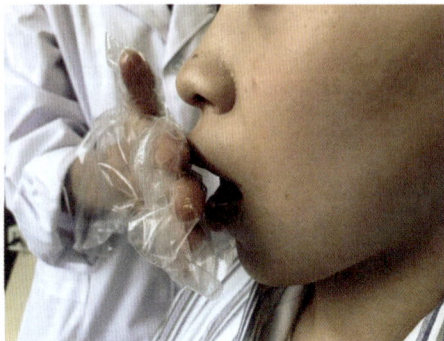

图 5-3-4　口唇震动

（2）先让患者张口,照护者将棉棒放在其双唇之间,然后让其紧闭双唇。照护者向外抽棉棒,让患者用力闭紧双唇,抵抗棉棒抽出。

（3）照护者将已系好牙线的纽扣放在患者双唇之间,让其含紧。然后,照护者用手往外拉牙线,持续 5秒,再放开;也可以进行左右牵拉,以训练嘴角肌肉的力量。

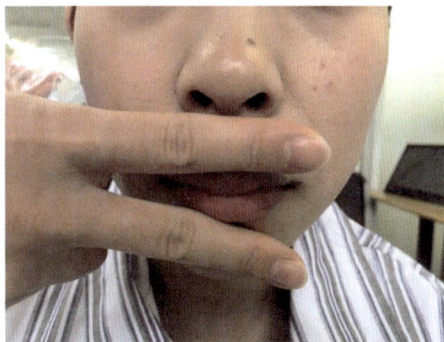

图 5-3-5　辅助闭唇

（4）照护者将压舌板放在患者双唇中间,让其含紧。然后,照护者试着用手将压舌板拿出来,同时让患者双唇紧闭尽力阻止压舌板被拉出来(图 5-3-6)。

3. 圆唇运动　可以做吹口哨或吹笛子或其他玩具的动作(图 5-3-7),目的与闭唇运动相同,也是增加嘴唇闭合和减少流口水。

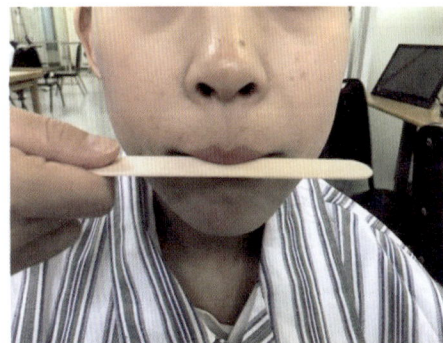

图 5-3-6　双唇紧含压舌板

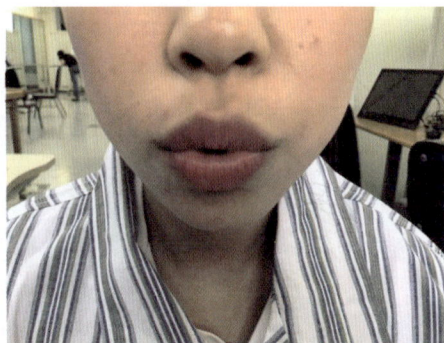

图 5-3-7　圆唇运动

## 二、舌肌运动康复训练

脑卒中导致舌咽神经等受损时,会造成舌感觉运动功能障碍。舌运动训练的目的是增加舌肌力量、肌张力和协调性。对于舌部功能障碍,常用的舌运动训练包括下面几部分。

1. 舌侧伸 照护者让患者舌尖向侧方活动(图5-3-8)。如果患者不能主动完成,照护者可用冰棒将其舌体向左右两侧拨动,以诱发舌的主动运动。

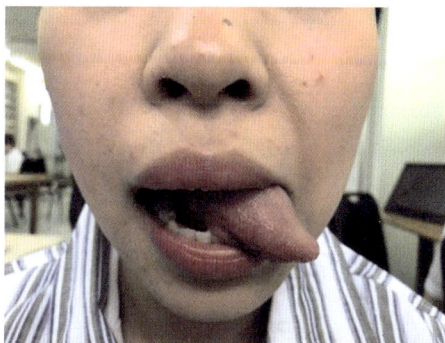

图 5-3-8 舌侧伸

2. 舌上抬 ①让患者用舌尖抵在硬腭上,停5秒(图5-3-9);②引导患者用舌头碰触硬腭,并发音;③让患者尽量伸出舌(图5-3-10),向上、下运动,或用舌尖舔上下唇(图5-3-11、图5-3-12)。用柠檬棒从患者的舌尖中间往后划动,可刺激舌尖往上,从而促进舌上抬。

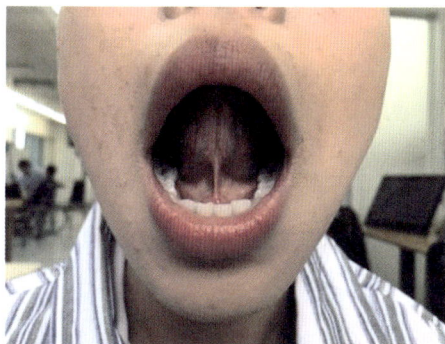

图 5-3-9 舌尖抵硬腭

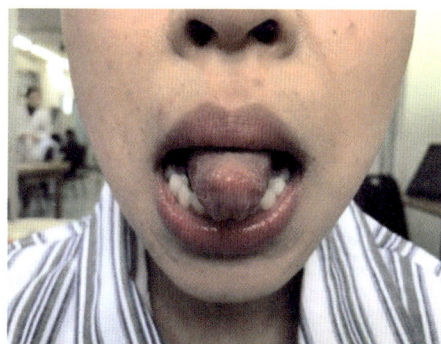

图 5-3-10 舌前伸

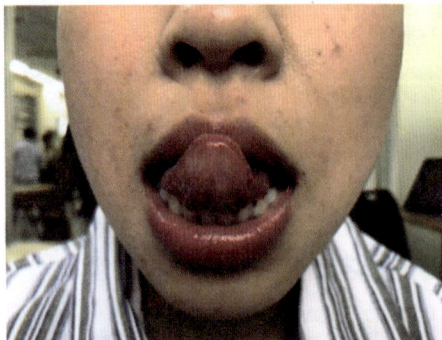

图 5-3-11 舌尖舔上唇

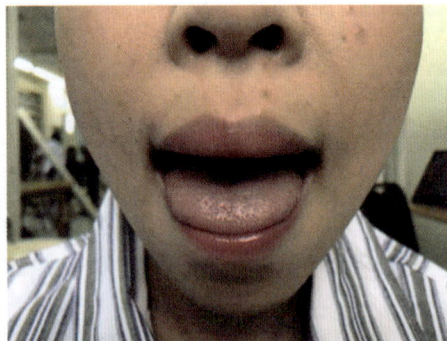

图 5-3-12 舌尖舔下唇

3. 抗阻力运动 让患者尽量伸出舌并做左右运动,同时照护者用压舌板或勺子给予适当阻力,进一步促进肌力恢复(图 5-3-13、图 5-3-14)。

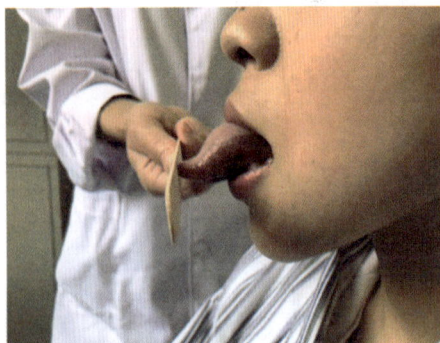

图 5-3-13 压舌板给前伸舌施压

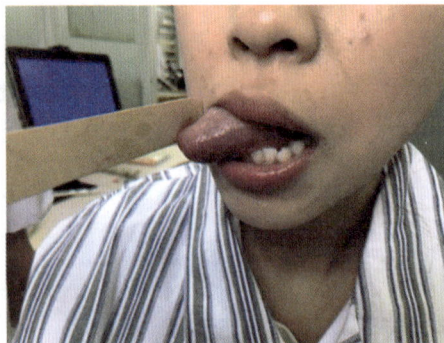

图 5-3-14 压舌板给侧伸舌施压

### 三、咀嚼肌下颌运动功能训练

改善下颌功能需要从增加下颌力量和增加下颌稳定性两方面入手。增加下颌力量通常可采用张口运动和咬合运动。

1. 增加下颌力量练习

(1) 张口运动:照护者将手心放在患者下颌上,让其张口,同时照护者用手往上推患者的下颌,抵抗患者下颌往下运动;让患者张口、闭口,每个动作停留 5 秒(图 5-3-15)。

(2) 咬合运动:让患者咬住压舌板,头、下颌保持平直。照护者用手捏住压舌板一端并往外拉,同时让患者尽量咬住压舌板,不让压舌板被拉出(图 5-3-16)。当患者咬肌力量低下时,可通过助力主动或被动运动让其体验开合下颌的感觉,还可以让患者咬塑料棒,增加咬合力量。当患者肌肉高度紧张、咬合反射残留时,可以对其肌肉进行冷刺激和牵伸训练,使咬肌放松。

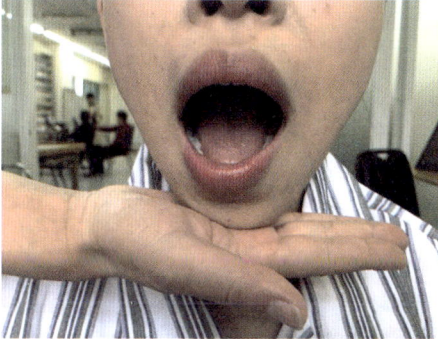

图 5-3-15　张口抗阻运动

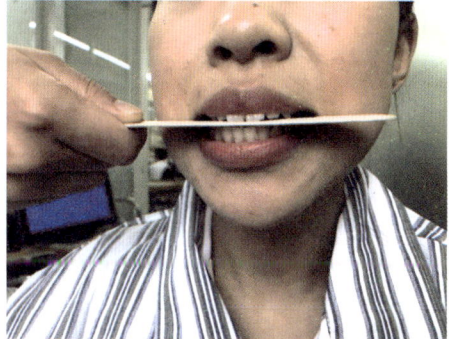

图 5-3-16　咬合抗阻运动

2. 增加下颌稳定性练习

（1）照护者将压舌板放在患者的磨牙处,让其用力咬住,不让压舌板被拉出,反复多次（图 5-3-17）。

（2）照护者将压舌板横放在患者口腔内,让其用前排牙齿将压舌板用力咬住。照护者双手捏住压舌板两端并向外牵拉。

（3）照护者将汤匙或压舌板放入患者口中,然后拿出,如此放入、拿出交替进行,患者尽量张开下颌,使牙齿不咬汤匙或压舌板。

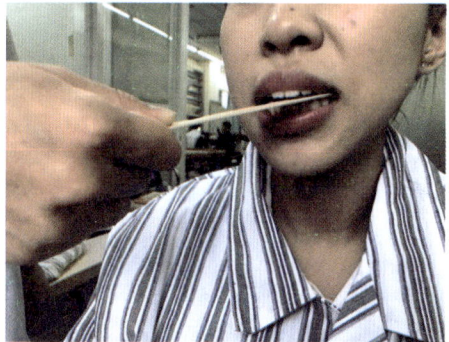

图 5-3-17　下颌稳定性运动

## 四、软腭功能训练

1. 腭弓冰刺激　照护者用压舌板压住患者的舌头,暴露会厌,然后接着用冰棒快速自内向外、自下而上地划过软腭,左右两侧交替进行。注意,应大范围、长时间地触碰刺激部位,并快速移动冰棒前端。

2. 共鸣训练　目的是促进软腭抬高。①让患者深吸气,鼓腮（图 5-3-18）,维持数秒,然后呼气;②让患者发"啊"音;③让患者发拉长的"嗯"音,并加强后鼻音部分。

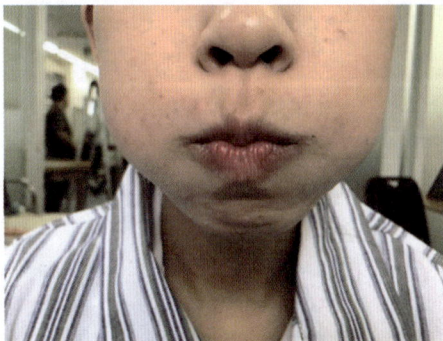

图 5-3-18　鼓腮

## 五、呼吸运动训练

呼吸运动训练对于改善患者的吞咽功能非常重要,可以提高咳出能力和防止误吸。呼吸控制和腹式呼吸训练可以帮助患者改善呼吸肌的肌力、耐力和协调性,并建立有效的呼吸方式。

1. 呼吸控制

(1)让患者双手往上抬,同时做深吸气,然后双手慢慢放下,同时吐气。

(2)患者在做上述动作过程中,手提到最高点时屏住呼吸 3 秒,再慢慢吐气。

(3)患者在做上述动作过程中,手提到最高点时屏住呼吸 3 秒,再匀速慢慢放手,同时喊"啊"。

(4)指导患者用吸管吹泡泡,并尽量延长吹气时间。

2. 腹式呼吸

(1)让患者处于舒适放松姿势,照护者将手放置于患者胸廓下方(肚子中央),让患者用鼻子缓慢地深吸气,注意只有腹部鼓起;然后让患者有控制地呼气,将空气缓慢地排出体外。

(2)让患者将手放置于肚子上,体会肚子的运动,吸气时手上升,呼气时手下降。

(3)当患者学会腹式呼吸后,让患者用鼻吸气,以口呼气。

## 六、声带康复训练

对于吞咽障碍患者,进行声带发声训练增强声门闭锁,可以防止水进入肺部。照护者可以依据患者的实际情况,选择适当的训练内容。

1. 咳嗽　吞咽障碍患者由于肌力和体力下降,声带麻痹,咳嗽会变得无力。咳嗽训练可以强化咳嗽,促进声门闭锁,使患者能够咳出误咽食物,防止误吸。

2. 用力发声法

（1）让患者坐在有背部支撑的椅子上，伸直双臂，双手推墙，同时说出"1、2、3、4、5"。

（2）让患者在胸前双手合十，深呼吸，同时说出"1、2、3、4、5"，然后休息10秒，如此重复10次（图5-3-19）。

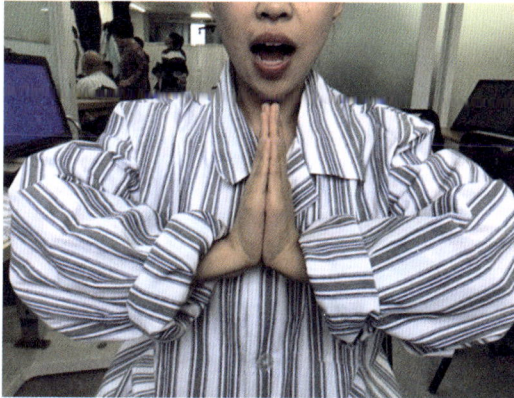

图 5-3-19　双手合十深呼吸

（3）让患者坐在椅子上，边用力做抬起座椅的动作边发声（图5-3-20）。

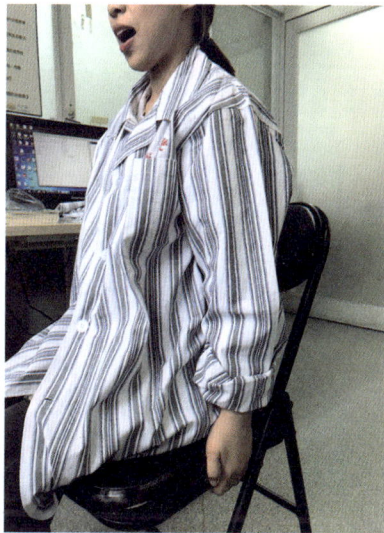

图 5-3-20　抬座椅发声

### 七、咽肌康复训练

咽肌功能受影响的患者常会感觉食物堵在喉部,无法咽下。针对咽肌功能异常,通常可采用下列方法进行康复训练。

1. 发假声练习　指导患者发假声,由低到高,维持舌骨上提数秒。

2. 舌根音练习　指导患者用力发"科""哥"音,维持数秒。

3. 干吞咽练习　指导患者做干吞咽动作,提醒患者如果吞咽时感觉颈部(喉结)有东西上提及下降,不要让它掉下来。

### 八、喉上提肌群康复训练

1. 手指抵下颌

(1) 让患者上身坐直,头尽量水平前伸并用力低头,照护者在其下颌处施加向上的阻力,让患者在对抗这个阻力的同时做空吞咽动作(图 5-3-21)。

(2) 让患者平躺在床上,肩部不离开床面,努力将头向上、向胸部抬起,努力看自己的脚尖,坚持 30 秒,然后放下,如此反复练习(图 5-3-22)。

2. 发声训练　此方法目的是增强喉的主动运动。

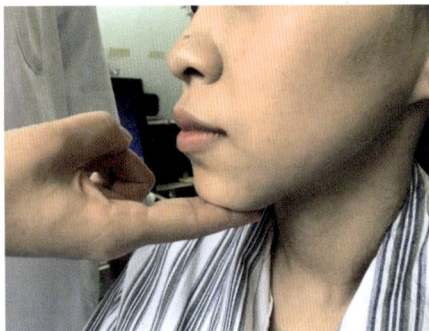

图 5-3-21　对抗下颌阻力空吞咽

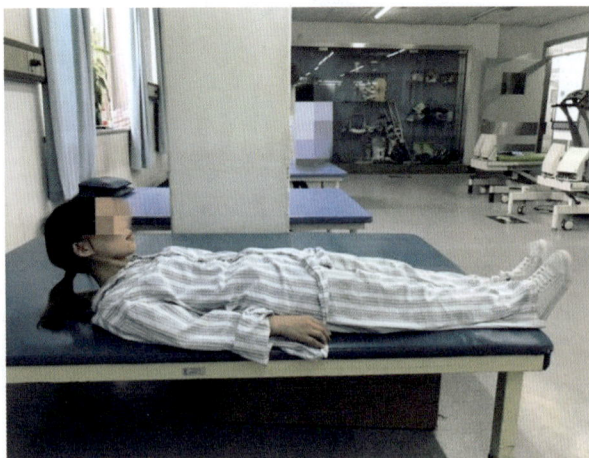

图 5-3-22　平躺抬头

（1）照护者用手指抵患者下颌,同时让患者尽量抬高舌背向上顶硬腭（图 5-3-23）。

（2）照护者采用手指抵患者下颌,同时让患者发"科""哥""吃"音。

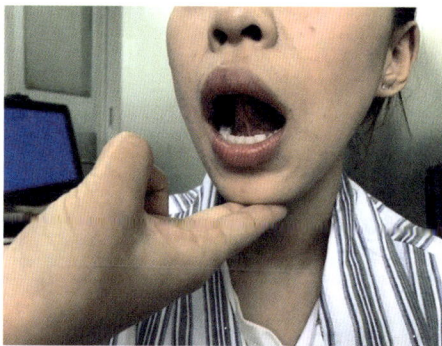

**图 5-3-23　手抵下颌抬高舌**

## 九、吞咽代偿方法

吞咽代偿方法是针对吞咽障碍患者模拟进食或在进食时辅助的手法。

1. 一侧咽肌麻痹者吞咽时,将头转向患侧,使食物进入喉的健侧,而不进入麻痹侧。

2. 咽部滞留者可以采用空吞咽的方法,即每次吞咽后,反复做几次空吞咽,使食团全部咽下。

## 十、吞咽障碍者摄食训练

1. 训练前评价　摄食训练具有一定的危险性,需要在训练前对患者进行评价。

（1）全身状态:注意患者有无发热、脱水、营养不良以及呼吸状态、体力、疾病稳定性等方面的问题,以确认其是否适合摄食。

（2）意识水平:确认患者的意识水平是否可进行清醒进食。

2. 训练方法　在患者能够完成上述各项吞咽功能训练后,可以开始摄食训练。

（1）摄食体位:让患者取躯干屈曲 40° 仰卧位,头部前屈,用枕头垫起偏瘫侧肩部,使头歪向健侧。喂食者站在患者健侧,将食物送进其口腔健侧。如果患者存在单纯舌功能障碍,而吞咽功能正常,可让其头后仰,以促进食物向后流动。

（2）食物形态（表5-3-1）：进行摄食训练时，选择食物形态应本着先易后难的原则。容易吞咽的食物（如菜泥、果冻、蛋羹等）特征为有适当的黏性、不易松散、容易变形、不易在黏膜上残留。应让患者避免进食纤维过多的食物，如芹菜、莴苣等，以免因咀嚼不充分而发生误吸；避免进食富含水分的水果，如菠萝、葡萄、西瓜等，以免因汁液控制不佳发生误吸；避免进食容易掉渣的酥脆食物，如薯片、面包皮、干脆饼等，以免残渣引起误吸。

表 5-3-1 常见食物形态举例

| 食物形态 | 食物名称 |
| --- | --- |
| 稀薄液体 | 茶、咖啡、橙汁等 |
| 蜜汁样液体 | 奶油汤、番茄汁等 |
| 蜂浆样液体 | 蜂蜜原浆、开水冲制的藕粉等 |
| 布丁样液体和（或）胶状食物 | 香蕉糊、米糊、果蔬泥等 |
| 不需要反复咀嚼的软食 | 肉糜和鸡蛋搅拌后蒸制成的肉糕等 |
| 需要反复咀嚼的糯性整块软食 | 糯米蒸糕、馄饨皮或饺子皮、乳酪等 |
| 需要反复咀嚼的松散块状食物 | 米饭、松糕、馒头和面包等 |
| 多种性质混合的食物 | 普通饮食 |

（3）一口量：一般先以少量（3~4mL）试吞咽，然后酌情增加。一口量过多，食物会从口中漏出或引起咽部食物残留，导致误咽；一口量过少，则会因刺激强度不够，难以诱发吞咽反射。

（4）定速：指导患者以合适的速度摄食、咀嚼和吞咽。

（5）吞咽的意识化：引导患者有意识地进行过去习以为常的摄食、咀嚼、吞咽等一系列动作，将注意力集中在各时相应做的动作，防止噎呛和误咽。

（6）咽部残留食块去除训练：包括空吞咽训练、数次吞咽训练、交互吞咽训练、点头样吞咽训练、侧方吞咽训练。

（7）选用餐具：勺子面应小并且难以粘上食物。患者能够自己进食时，应该选用勺柄粗、长度适宜的勺子。

（8）安全注意事项：在吞咽障碍摄食训练中，必须注意患者的安全，可依照下列项目进行排查：①是否采取防止误咽的体位；②进食时间是否加长；③吞咽前后声音的性质；④呛咳情况；⑤摄食后呼吸是否正常；⑥咳痰有无增加；⑦有无发热；⑧呼吸状态是否恶化；⑨体重有无增减。

# 第四节　言语障碍康复训练

成年人言语障碍最常见的两个问题是失语症和构音障碍。

## 一、失语症康复训练

### （一）听理解康复训练

听理解康复训练是提高失语患者听理解能力的治疗方法。

1. 名词听理解练习

（1）照护者给患者出示一张图片或一个实物（如勺子），手指图片或实物说"勺子"或"指勺子"并示意患者指出图或实物（图5-4-1）。

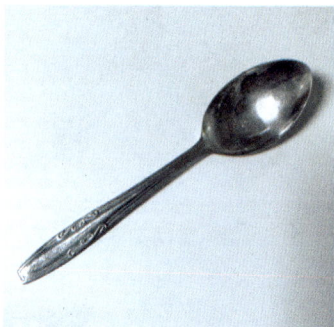

图 5-4-1　勺子

（2）如果患者能够理解并完成上述练习，照护者出示两张图或两个实物（如钥匙和勺子），由照护者说出其中一个物体名称，患者指出相应的图片或物体（图5-4-2）。

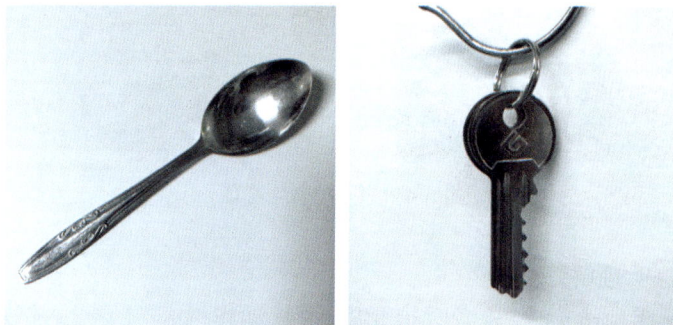

图 5-4-2　勺子和钥匙

（3）当患者完成上述练习的正确率达到80%~90%，照护者可将干扰图片逐渐增加到3~6个，开始时干扰图片由非同类事物组成（例如，目标项为袜子，干扰项可选工具类的锤子、食品类的包子、交通工具类的汽车等）（图5-4-3），逐渐增加同类事物（例如，目标项为袜子，干扰项可选同类的帽子、裤子、围巾等）（图5-4-4）。

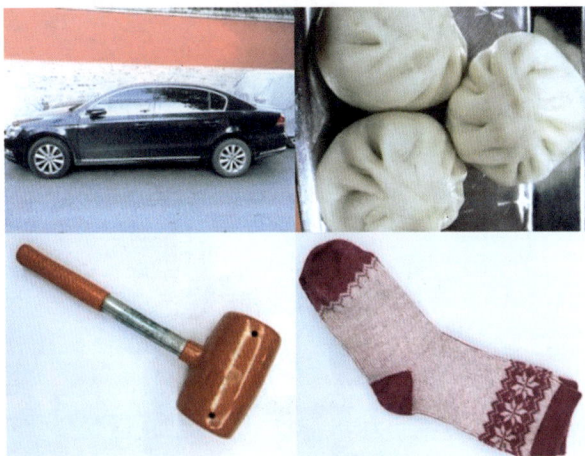

图 5-4-3　非同类事物选项

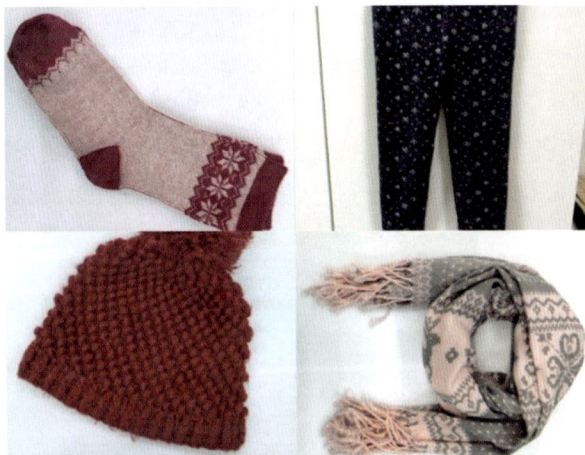

图 5-4-4　同类事物选项

2. 动词听理解练习

（1）完成动作指令：患者听指令后，执行动作，如向上看、站起来、闭上眼睛等。

（2）动词听理解：照护者向患者出示 1~2 张动作图片，然后说出动词。患者听动词后，指出相应动作图片（图 5-4-5）。

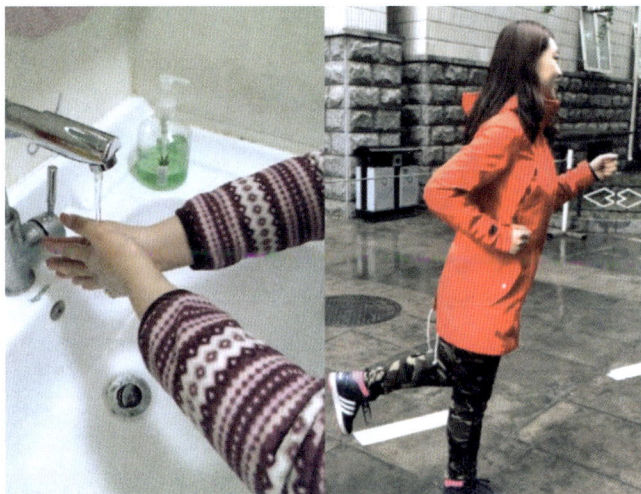

图 5-4-5　动作图片示例

（3）让患者执行 2 个或更多成分的指令，如"指茶杯，拿起剪刀"（图 5-4-6）。

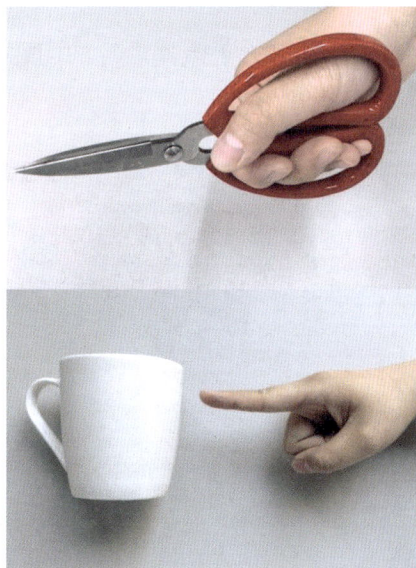

图 5-4-6　执行两个动词指令图片示例

3. 语句听理解练习

（1）照护者说出描述功能的语句（如"哪个是可以喝的东西"），让患者指出相应图片或实物。

（2）照护者提出一个问题（如"在厨房里你能找到什么"），让患者指出用来回答问题的项目（砂锅）（图5-4-7）。

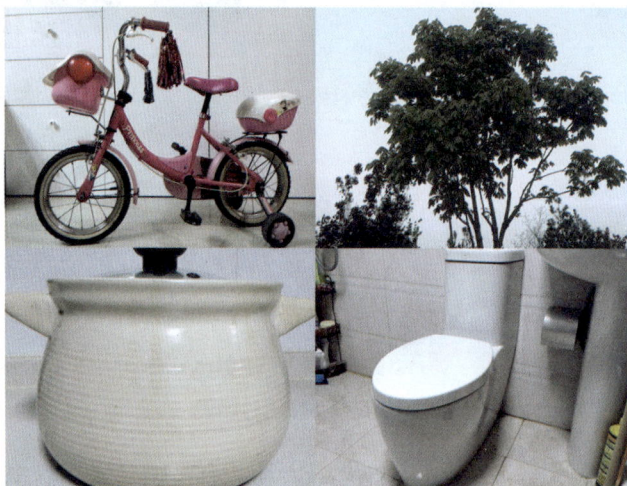

**图5-4-7　语句听理解训练用图片示例（1）**

（3）照护者出示图片并提出关于图片内容的问题，如"女孩在散步吗"（图5-4-8），让患者回答（女孩在睡觉）。

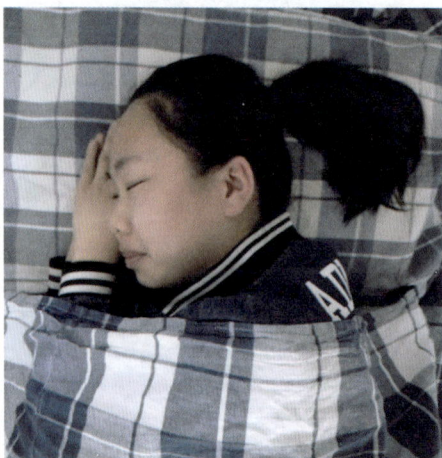

**图5-4-8　语句听理解训练用图片示例（2）**

4. 听语记忆广度扩展练习

（1）指出 2~3 个物体：照护者向患者出示 5~6 张物体图片并说出 2~3 个物体的名称（如尺子、椅子、窗户），让患者指出相应图片。

（2）指出 2~3 个动词：照护者向患者出示 5~6 张动作图片并说出 2~3 个动作的名称（如走、读、睡觉），让患者指出相应图片。

（3）指出不同形状和颜色的物体：照护者向患者出示 3~4 张彩色图片（图 5-4-9）并说出物体的形状和颜色（如"哪个是黄色的、圆圆的"），让患者指出相应图片。

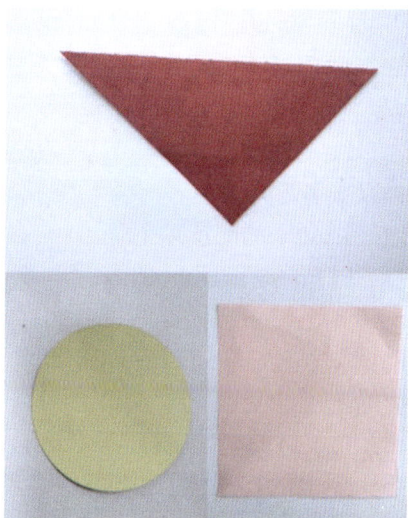

图 5-4-9　不同形状和颜色的物体

（4）听短文回答问题：照护者朗读一个短文或故事，提出相关问题，让患者回答。

**（二）阅读理解康复训练**

在此训练中，由照护者提供不同内容的文字刺激，患者以不同的方式回答。

1. 字词阅读理解练习

（1）字词与图或实物匹配：照护者向患者出示 1 个字词，1 幅靶图和 1~5 幅干扰图（图 5-4-10）。干扰图的难易程度参考上述听理解的标准。患者读字词后，找出相应的图。

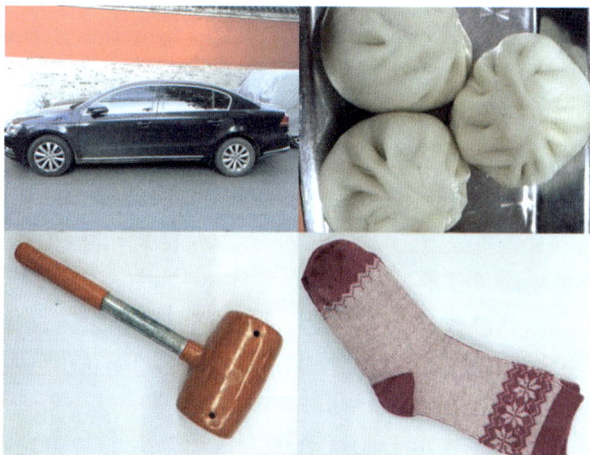

图 5-4-10　字词阅读理解用图示例

（2）读短语填空：照护者出示未完成的短语，让患者从备选词汇中选出恰当的词补全短语，如"他每天骑_____（汽车、自行车、火车）上班""猫抓_____（海洋、老鼠、狗）"。

2. 动词阅读理解与听理解练习　这两项治疗技术的内容和步骤相同，都是以文字刺激为主。

3. 句子的阅读理解练习

（1）句与图匹配：照护者向患者出示 1 个句子和 1~2 张图片。患者阅读句子（如"门开着"）后，找出相应的图片（图 5-4-11）。

（2）简单句填空：照护者出示一个未完成的句子，让患者补充完整，如"中国的一个省是_____（黑龙江、朝鲜、六月）"。

（3）复杂句填空：照护者向患者出示一个未完成的句子，让患者选出恰当的词补充完整，如"男孩开走了_____（旅行、自动、汽车、发动机）"。

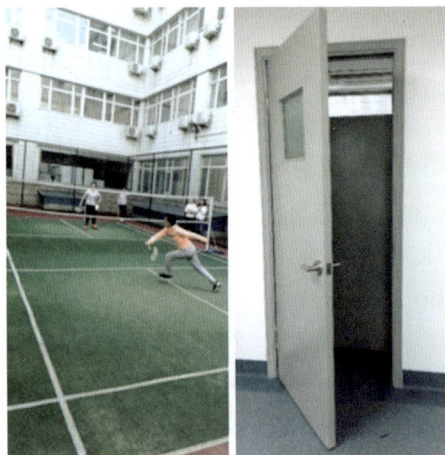

图 5-4-11　句图匹配示例

（4）读句子选择动词：照护者向患者出示一个未完成的句子，让患者选出恰当的词补充完整，如"他去树林里_____蘑菇（挖、采、浇）"。

（5）读短或长句回答是否问题：照护者出示一个文字句子，如"10 比 4 少吗"，让患者做出回答。

（6）读短篇或长篇文章回答多选题：照护者给患者一个短篇或长篇文章和 3~5 个多选题，让患者阅读文章后回答多选题。

4. 执行文字指令　从简单的作业开始，如躯体运动、操作桌上的实物。例如：①"把杯子盖盖上"；②"把床上的报纸放在书架上"；③"把碗放在桌上，把勺子放在碗的左边"；④"用你的左手把书翻到 30 页，再拿出一张纸放在书的上面"；⑤"在纸上画一座小房子，房子的前面有池塘，房子的后面有一棵树"。

**（三）言语失用康复训练**

1. 发声练习　照护者对着患者发"a"音，让其观察发音动作并注意听，然后把镜子放在患者面前，让其模仿。咳嗽、清嗓子、大笑、叹气或哼调子等可以促进患者随意地发"a"音。

2. 唇舌运动训练　让患者照着镜子模仿照护者的唇舌运动。照护者可以辅助患者张嘴、闭唇，教其做舌的伸出、缩回、舔上下齿、顶硬腭动作。

3. 声韵母连续发音　先让患者掌握单个韵母或声母的发音。开始时，选择易让患者看到发音过程中唇舌位置的语音，如“m”。照护者发“m”音，让患者闭双唇，或照护者用无名指和中指夹住患者双唇，示指碰触一侧鼻孔（图 5-4-12）。患者唇闭合后，连续发掌握的辅音与元音，如连续发“m”与“a”。练习时，照护者可应用有意义的刺激，如让患者说出“妈”“马”。

照护者发“w”音，让患者噘嘴，或照护者用五指捏住患者的嘴唇（图 5-4-13）。然后，让患者“w”与“u”一起发音，说出“屋”“舞”“雾”；“w”与“a”一起发音，说出“袜”“瓦”等。

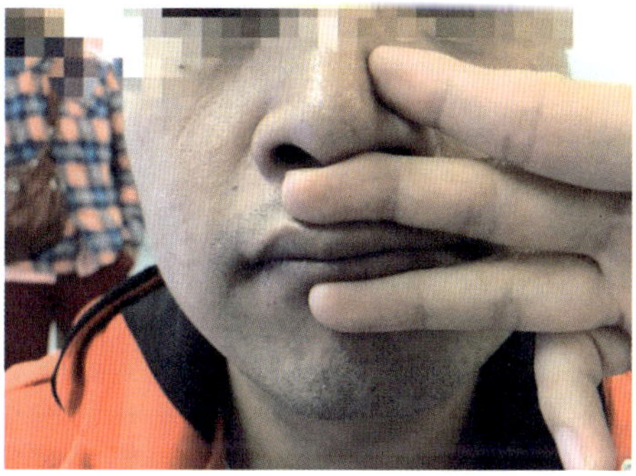

图 5-4-12　“m”音辅助手势

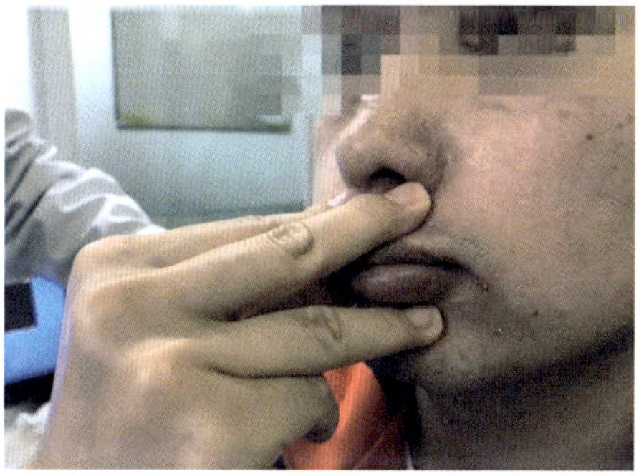

图 5-4-13　“w”音辅助手势

照护者也可以用数数的方法，诱导出单字的产生，如请患者跟着数 1~10，然后告诉他（她）“数字 1，就是衣服的衣”，并呈现一张衣服的图片，再反复说“衣”，以巩固效果。

4. 唱歌　唱简单、熟悉、旋律较慢的歌曲有助于诱导患者说出歌词。照护者可与患者一起唱，并让患者注意看着自己的口型。

**（四）图命名康复训练**

1. 语句完形练习　照护者出示关于要求患者说出的词的图片，然后说出语句的前半部分，让患者说出后半部分。如果患者完成有困难，照护者可再说出后半部分的第一个字，让患者接着说出后面的字。例如，简单句“我上班要骑______（自行车）”（图 5-4-14），“用来刷牙的______（牙刷）”（图 5-4-15），“点火用的______（打火机）”（图 5-4-16），也可以用歌词，如“东方红______（太阳升）”。

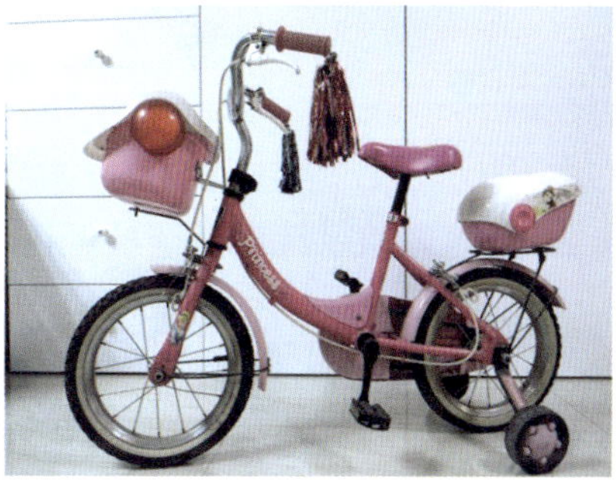

图 5-4-14　自行车

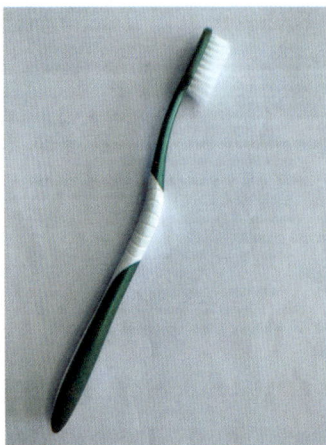

图 5-4-15　牙刷

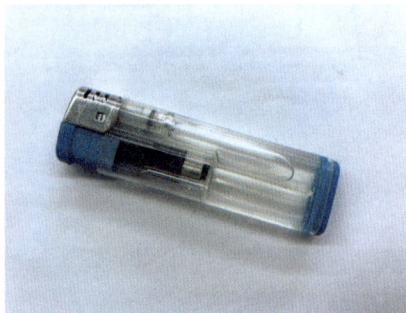

图 5-4-16　打火机

2. 词选择练习　照护者出示一张靶词的图片（图 5-4-17），然后说出两个词，如"这是茶杯还是钢笔"，让患者说出图片中的物品名称。

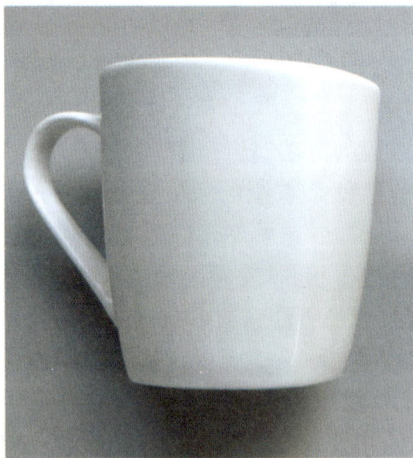

图 5-4-17　茶杯

3. 语音暗示练习　照护者可以给予起始语音的暗示，并拉长语音，等待患者说出后面的音。例如，靶词为"牛奶"，照护者说"这是从奶牛身上挤出来的牛_____（奶）"，患者应说"奶"。

4. 图命名的范畴、功能及描述练习　例如，照护者出示"筷子"的图片并给予提示，"它是一种餐具"（范畴），"是夹菜用的"（功能），"有两根小细木棍组成"（特征描述），逐步过渡到患者能够说出"筷子"一词。

5. 手势暗示与动作配合练习　当要求说出动词，如"喝水、睡觉、刷牙"等时，若患者出现困难，照护者在给予其他提示的同时，可做相应的动作。

6. 范畴内找词练习　让患者在规定的时间内，尽可能多地说出某一范畴内的名称，如国家、蔬菜、交通工具、家具、家用电器等的名称。

**（五）书写表达康复训练**

1. 描摹或抄写练习　给患者提供描摹或抄写的线条、图形、数字、文字，让其描摹或抄写。

2. 延迟抄写练习　照护者向患者展示一个字，3秒后移开，让其根据记忆书写该字。

3. 部件组合练习　照护者将一个字的数个部件拆开，如将"帽"拆开为"巾"和"冒"，让患者将部件组合成一个字，并写出。

4. 完形书写练习　照护者提供一个偏旁或部首，让患者尽可能多地书写具有该偏旁或部首的字。

**（六）自发言语康复训练**

1. 照护者出示一张简单的情景图片，让患者说出主语、谓语和宾语，尽量连成一句话（图5-4-18）。

2. 照护者出示一张画面内容丰富一些的图片，让患者在说出主语、谓语、宾语后，再说出连词或形容词，连成一两句话（图5-4-19）。

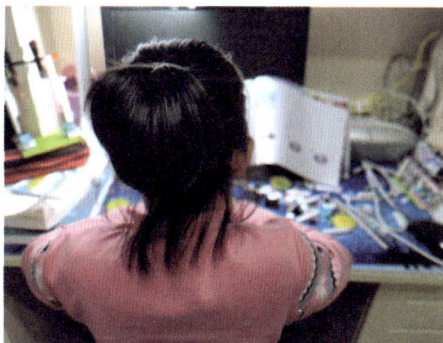

图 5-4-18　简单情景图片示例

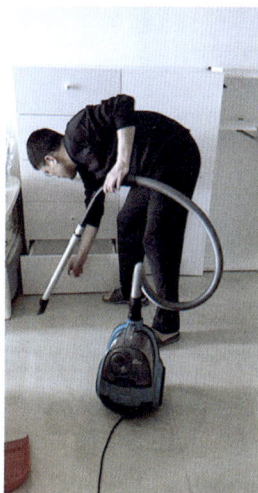

图 5-4-19　复杂情景图片示例

3. 照护者出示一组连续的图片，让患者尽量描述丰富一些（图5-4-20）。

4. 照护者和患者谈论一些关于爱好或工作的事，让患者尽量表达清楚。

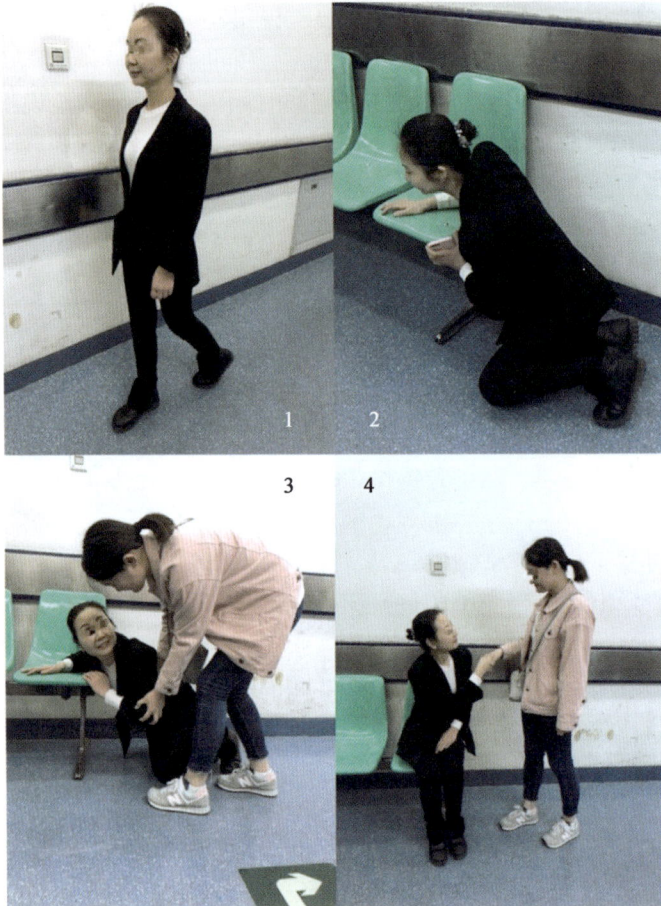

图 5-4-20　连环画示例

**（七）交流板康复训练**

一个简单的交流板可以包括日常生活用品与动作的图片。这些图片应能使患者指出他要做什么（如喝水、上厕所、看电视等），他要去的地方，还应包括标志一些概念的图画，如下、大、小、热、冷、白天、黑夜、有病、饥饿等。

1. 听理解训练　照护者出示 2~3 张图，让患者听问题，如"哪一个是床？你睡觉时用的"，然后让患者指出"床"的图片。

2. 指图训练　在全部图画训练完后，照护者要求患者用交流板作为表达方式，如问"如果你累了，你会指哪个图"（图 5-4-21）。

3. 交流册训练　当患者可以应用简单的交流板后，照护者将交流板扩大为交流册，即将图片分类，每页为相同一类的图片。

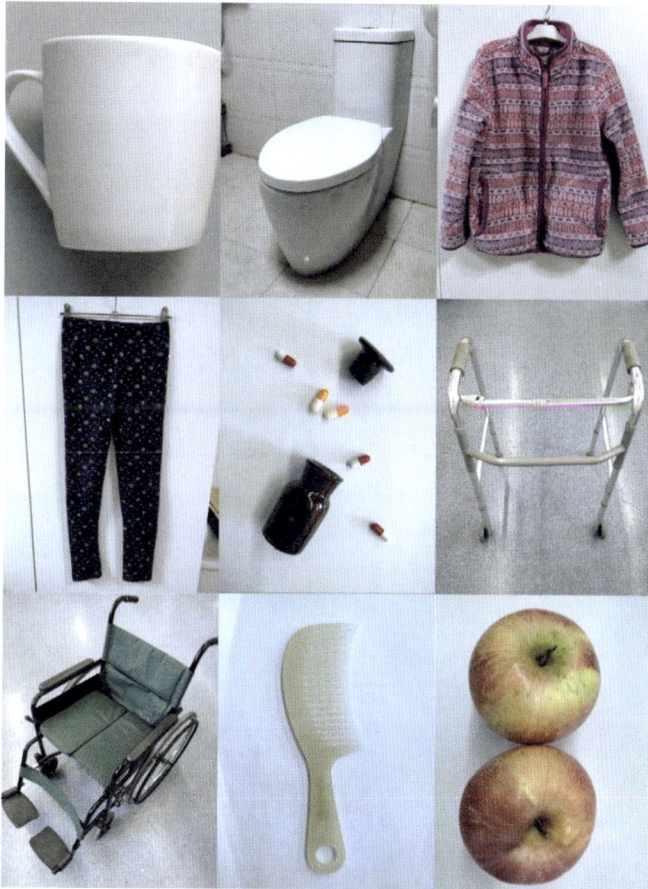

图 5-4-21 简单交流板

## 二、构音障碍康复训练

### （一）构音改善训练

1. 舌、唇运动训练 训练患者唇的张开、闭合、前突、缩回，舌的前伸、后缩、上举、向两侧的运动等。训练时要让患者面对镜子，以便于其模仿和纠正动作。对困难较大的患者，照护者可以用压舌板和手法协助其完成。

2. 发音训练

（1）练习闭唇音，如宝贝、版本、冰雹、爸爸、保镖、标本、不必、表白、妈妈、眉毛、木马等。

（2）练习咬唇音，如发奋、方法、反复、发放等。

3. 减慢言语速度 可以利用节拍器控制速度，由慢逐渐变快，患者随节拍器的节拍发音可以增加可理解度。节拍的速度根据患者的具体情况决定。

如果没有节拍器,也可以由照护者轻拍桌子,患者随着节律进行训练。

4. 语音分辨训练　可以录下患者说的一段话,放给其听,先让患者自己修正其中的错误,再由照护者纠正。

### (二) 克服鼻音化训练

训练的目的是加强软腭肌肉的强度。

1. "推撑" 疗法　让患者两手掌相对推或同时向下推,同时发 "a" 的声音(图 5-4-22)。随着一组肌肉的突然收缩,其他肌肉也趋向收缩,从而增强腭肌的功能。这种疗法可以与打哈欠和叹息疗法结合应用。另外,训练发舌后部音,如 "卡、嘎" 等,也有助于加强软腭肌力。

2. 引导气流法　如吹吸管、吹乒乓球,用来集中和引导气流。

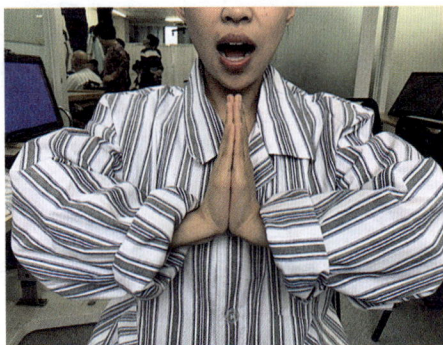

图 5-4-22　两手掌相对发 "a"

3. 叹气　嘱患者用力叹气,反复发短 "a" 音。

4. 鼓腮　嘱患者鼓腮闭嘴,如有漏气(用手指挤压面颊,气流从鼻孔漏出),让患者发 "s",不让气流由鼻子漏出。

5. 发音对比　分辨鼻音与非鼻音,如让患者发 "爸、妈" "被、妹"。

6. 鼓颊运动　让患者吹堵住的吸管。

### (三) 语调训练

训练时,照护者要指出患者的音调问题,训练患者由音调低到音调高发音。

### (四) 音量训练

呼吸是发音的动力,自主呼吸控制对音量的控制和调节极为重要。因此,要训练患者强有力地呼吸并延长呼气的时间。

## 第五节　认知功能障碍康复训练

认知功能障碍是指脑卒中对知觉、记忆、思维等认知功能产生损害,进而导致患者对外界环境感知和适应困难,发生生活和社会适应性障碍,影响生活质量。

### 一、记忆障碍的康复训练

记忆障碍也称遗忘症,是脑血管意外、脑外伤和阿尔茨海默病等疾病的常见后遗症。

**（一）改善记忆障碍的一般训练**

1. 恢复法 练习一些实践性任务,如学习数字串,背诵词语列表,通过分组(如前三个词语为一组)或分类(不同的类型)来记忆项目,而不是记忆独立的词语。

2. 重新组织法 也是用于弥补记忆缺失的一种方法,如固定系统和视觉想象。

（1）固定系统:是一种把呈现言语刺激的图像与数字或可想象的位置相互关联的方法。例如,一个人能够想象儿童时期家里的布局,如厨房、起居室和庭院。当他学习一系列项目时,就指导他把要记忆的项目与家里特定的位置相互关联。记住家里的每个位置就促进了与之相互关联的项目的记忆。

（2）视觉想象:是另一种重新组织法,即在记忆康复过程中,为了进一步记忆编码和解释信息,想象一个和言语刺激相对应的视觉刺激。例如,一个人想要记住一对词语,如"手套"和"猫",通过想象一个戴着手套的猫,促进对这对词语的记忆(图 5-5-1、图 5-5-2)。

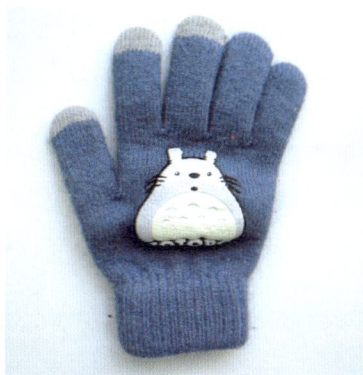

图 5-5-1 手套

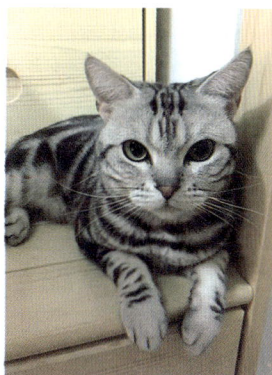

图 5-5-2 猫

3. 行为补偿法 可分为个人环境提示、邻近环境提示和远环境提示三类。

（1）个人环境提示:用患者的穿着或携带的东西作为提示物,提示重要的时间或任务。

（2）邻近环境提示:用外部记忆手段,如借助房间或器具的摆放变化促进记忆信息,可以使用记事本、闹钟、时间表、贴标签等物品提示。

（3）远环境提示:指家庭以外场所的设计能够提示患者周围环境中各种场所可能在什么地方,如彩色的标示箭头等。

**（二）外在记忆辅助工具训练**

外在记忆辅助工具训练是利用外在辅助物品或提示来帮助记忆障碍患者

的方法。常用的辅助工具有以下几种。

1. 记事本 这是一种最通用、有效的方法。在日常生活中,建议患者参考及运用记事本,减轻因记忆力下降而带来的问题。注意事项:一人一本;随身携带;存放的位置要恒定;开始记事时间隔时间要短,从10分钟开始,记忆能力提高后再酌情延长。

2. 活动日程表 将有规律的每日活动制成大而醒目的时间表贴在患者能经常看到的地方,如床头。开始时,家人可经常提醒患者看日程表。若活动规律变化少,则患者较易掌握。

3. 学习并使用绘图 用大地图、大罗马字和鲜明的路线标明常去的地点和顺序,方便患者使用。

4. 记忆提示工具 包括清单、标签、记号、录音机等。

**(三)内部辅助训练**

1. 反复背诵 让患者无声或大声地背诵要记住的信息。

2. 精细加工 让患者对要记住的信息进行详细的分析,找出各种细节,并将其与已知的信息联系起来。

3. 兼容 让患者将所接触的新信息与固有的已存概念联系起来记忆。

4. 自身参照 让患者仔细探讨要记住的信息与自身的关系,并尽量使其和自身联系起来。

5. 视意象 让患者将要记住的信息在脑中形成与之有关的视觉形象。

6. 记忆方法 让患者把所要记忆内容的每一节第一个字词或关键字词抽出来,编成熟悉或好记的一个短语或句子,以利记忆。

**(四)环境适应训练**

通过环境重建,满足患者日常生活的需求。对严重智力障碍患者,这是唯一的解决方法。

1. 家用电器的安全使用 给常使用的电水壶、电炊具、电灯等设计隔一段时间可自动关闭的装置,避免患者使用时发生危险。

2. 避免常用物品遗失 帮助患者把眼镜架系上线绳挂在脖子上,把手机、电子助记产品别在腰带上,可有效地预防把它们遗失在某处而很快忘记掉。

3. 简化环境 物品放置井井有条,突出需要患者记住的事物。将重要的物品如笔记本、钱包、钥匙、雨具放在室内显眼且固定的地方。

**(五)新学习方法训练**

1. 无错性学习 是在学习过程中没有错误的学习。

2. 助记术 是有助于学习和回忆已学知识的技术,也是人们更有效组织、储存和提取信息的方法。在实践中,常用有以下方法:

(1)图像法:也称视觉意象,即将要学习的字词或概念想象成图像,这是记住某一名词的较好方法。

（2）层叠法：将要学习的内容画成图像，然后层叠起来。

（3）联想法：当试图回忆一件事时，想象相关信息，或将新学的信息联系到已经存在和熟悉的记忆中，在大脑里产生一个印象，以助于记忆，也称关联法。

（4）故事法：将所要记忆的重点转化成故事。让患者通过语义加工，编出一个简单的故事，在这个故事中包括所有要记住的内容。

（5）现场法：是通过创建一幅房子的视觉图像来帮助记忆。

（6）倒叙法：倒回事件的各个步骤，找到遗漏的物品或回忆一件事。

（7）关键词法：也称为首字母组合法，是另一种助记术。如果需要记住某一活动的特殊顺序或同时有许多事要做，关键词法大有帮助。

（8）自问法：当回忆一件事时，问自己一些问题，开始是一般性的问题，探索情景时，要多问一些特殊的问题。

（9）数字分段法：是一种有效记忆数字的基本方法，如门牌号码和电话号码的记忆等。

## 二、注意力障碍康复训练

注意力是一项基本的认知功能。注意力障碍主要表现为注意力不集中、对患侧范围内的刺激出现特异性注意力不集中。

### （一）改进觉醒训练

对于觉醒障碍，一般最初用药物治疗，行为治疗策略包括如下内容。

1. 根据觉醒的时间长短安排活动，以保证患者得到充足的休息时间。

2. 每日记录治疗所能维持的时间长度，并对患者的任何进步都予以赞扬；在有信息，特别是新的信息进入时，提醒患者。

3. 患者房间中避免使用单调的颜色，用大量照片装饰房间也可能有帮助。

### （二）提高集中注意力能力训练

最有效的方法包括：①重新安排环境，以减少干扰因素，如在安静的环境中学习，使用耳塞、住小卧室、消除噪声；②按照要求集中或重新集中注意力；③当干扰即将来临时提醒患者，使其尝试忽视这种干扰；④在与患者交谈时要求其集中注意力。基本方法有赞扬和奖励集中注意力的行为等。

### （三）改善注意力分散训练

依据患者日常任务要求安排其活动，将工作或学习任务分成各个部分来完成，一次只完成一个任务。

### （四）改善持续注意力训练

鼓励患者让他人监督自己的工作效率，如果发生注意力不集中，可以通过暗示帮助其将注意力转回相关任务中来。

### （五）改善加工速度缺陷训练

在训练过程中,对于反应慢的患者,应该给予足够的时间来应答,安排活动时允许他们有自己的节奏。

## 三、知觉障碍康复训练

知觉障碍最常见的表现是失认症和失用症。

### （一）失认症康复训练

失认症是指患者对于感觉到的物体因其与以往记忆的材料失去联系而变得不认识,即认识不能。

1. 视觉失认　是指患者能够看到物体但不能通过视觉来辨认。患者对熟悉的场所、周围的事物、各种容貌(甚至亲人的容貌)、颜色的鉴别都变得困难甚至不能。例如,患者看到手表但不知为何物,可让其用触摸手表外形和听时针走动的声音,从而辨认出手表。又如,患者看到牙刷但不认识,可让其用牙刷刷牙,从而辨认出牙刷。

2. 相貌失认　虽然患者视力保留,但不能通过面貌辨认自己的照护者、亲戚、朋友及名人,而通过听其声音却可以辨认出是谁。对于相貌失认者,可以用照护者、亲戚、名人等的照片,借助语言提示进行训练,或通过人物动作、声音等外部因素进行人物辨别训练。

3. 色彩失认　对于与颜色或色名联系紧密的客观实体或概念,患者不能通过颜色联系其状态。训练方法为:给患者呈现红苹果、黄香蕉、绿黄瓜,让其找红苹果,患者虽然不认识颜色,但可以根据苹果的形状找到红色的苹果。

4. 同时失认　是一种对于复杂的情景画面的各个部分能够理解,但对整体不能理解的症状;或者在两种物体同时刺激时,只能认知一种刺激物体。对于同时失认患者,可以同时向其展示两种物体,借助语言提示进行训练。

### （二）听觉认知障碍康复训练

听觉认知障碍是指听力保留,但对所能听到的原本知道的声音的意义不能辨别和确定的一种状态。训练方法为给予患者一种听觉刺激,让其将听到的内容与相应实物进行匹配。

### （三）偏侧忽略康复训练

在训练过程中,以日常生活活动为中心,早期做起立训练、步行训练等粗大运动功能训练,可以提高患者日常生活活动的自理能力,对偏侧忽略较重的患者尤其有益。

1. 视觉扫描训练　通过促进对忽略侧的视觉搜索,来改善忽略。

2. 感觉觉醒训练　在有某种感觉系统障碍的情况下,给予其他种类的知觉刺激,以提高整合能力,对障碍功能的利用进行再教育。例如,照护者或患者自己刺激患侧手（触摸患侧手的背侧），让患者指出相应的位置。

3. 提高日常生活活动功能

（1）让患者自己画钟面（图5-5-3）、房屋（图5-5-4）等或在市区地图上画出回家的路线，或者按要求用火柴、积木、拼板等构成不同的图案。

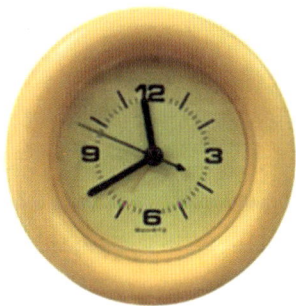

图 5-5-3　钟表

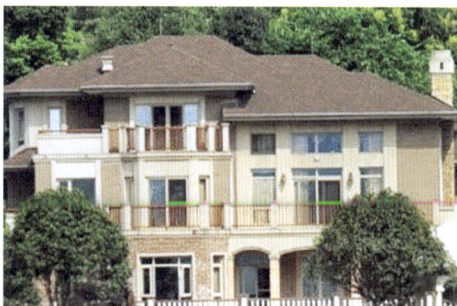

图 5-5-4　房屋

（2）在进行喂水、喂饭、护理、接待客人来访等活动时，照护者尽可能地在患者的患侧操作，让其更多地向患侧转头或转动眼睛，增强对患侧的注意力。

（3）将患者日常需要的物品故意放在其忽略侧，让患者用另一只手越过中线去取它，经常触摸、拍打、按摩其忽略一侧的身体。

（4）在患者忽略侧用移动的颜色鲜艳的物体或手电筒光提醒其对该侧的注意。

（5）为避免患者阅读时漏读，可在忽略侧的极端放上颜色鲜艳的规尺，或让患者用手摸着书的边缘，从边缘处开始阅读。

（6）教会患者进食时转动碟子，将食物转到他不忽略的一侧，以避免漏吃；提醒患者行走时注意忽略侧的路标，过人行横道时沿着边线走。

**（四）失用症康复训练**

失用症是指患者神志清楚，对所要求完成的动作能充分理解却不能执行，不能完成原先已掌握的、能完成的、有目的的技巧动作。

1. 意念运动性失用　患者虽然能理解命令的含意，却不能将指令传达到动作执行器官的一种状态，即不知怎样才能完成的一种状态。

训练方法：以刷牙为例，若患者不能完成，可以将牙刷放在患者手中，通过触觉提示其完成刷牙的一系列动作。

2. 意念性失用　可通过视觉暗示帮助患者。例如，患者倒茶时出现顺序上的错误，这时可以把动作一个个分解开来，演示给患者看，然后分步进行训练，上一个动作要结束时，提醒下一个动作，启发患者有意识的活动，或动手帮助患者进行下一个运动，直到有改善或基本正常为止。

3. 肢体运动性失用 先训练粗大运动,再逐步练习精细动作。

4. 结构失用 可训练患者对家庭常用物品进行排列、堆放等,也可让患者进行图表对拼,完成图形组合等。照护者可先做示范,再让患者模仿练习。开始练习时,照护者可一步一步给予较多的暗示、提醒,患者有进步后,逐步减少暗示和提醒。

5. 穿衣失用 ①建立一个容易让患者本人识别衬衫袖子左右关系的场景,例如将衬衫平铺于床面,尽量展平,让患者能够更容易地判断、确认衣服的左右、前后、表里等各个部位;②让患者先穿麻痹侧的袖子,并拉到肩部;③在保持衣服不掉的情况下,将健侧手穿入袖中;④系纽扣时,让患者对着镜子,边看边系,注意不要上下错位;⑤如果患者出现操作错误,让其重新再来。

6. 口颜面失用 可以通过指令让患者做口颜面动作、复述等训练,也可以利用镜子让患者进行有目的面部动作的模仿练习。

### 四、执行功能康复训练

#### (一)一般的康复训练

1. 重复训练以改进患者行为,如通过重复性练习达到最佳效果。

2. 给患者提供从基本到复杂的不同难度的任务进行训练,让其逐步进步。

3. 让患者充分利用仍保存的技能或功能,补偿已损伤的功能。

4. 改变患者的生活环境、社会或工作角色。

5. 使患者每日的活动尽可能有规律。

6. 指导患者调整自己的节奏,以保证有充足的额外时间,以避免感觉匆忙。

7. 康复训练不要超过患者能够承受的限度。

#### (二)改善开始障碍康复训练

行动前提供环境提示,如使用闹钟给予听觉提示,写在日历上给予视觉标记。选择性地强化想得到的反应能增加反应发生的可能性,因而可在患者完成正确行为后给予口头表扬、身体接触或拥抱。有些活动配对在一起重复进行可以增强开始目标行为,如通过指导患者在吃饭的时候服药能促进治疗。

#### (三)改善自我调节障碍康复训练

1. 对于在系统地、逻辑性地解决问题方面存在缺陷的患者,可使用帮助记忆的方法训练患者。例如,在处理一项新任务之前,要求患者首先要计划(如"我要完成什么");然后指导患者尝试一种方法,逐步体会学习结果(成功或失败)。患者可根据训练结果,继续或改变进一步的行动,如此循环,直到任务完成。使用帮助记忆的方法,能够降低患者的冲动性、焦虑、灾难反应及不能从反馈中获益的情形。

2. 让患者逐渐、重复进行能显示个人优点和缺陷的任务。

# 第六章　脑卒中患者居家健康教育

## 第一节　疾病预防指导

脑卒中的危险因素非常复杂,除年龄和遗传因素等不可干预的因素外,在可干预危险因素中,吸烟、饮酒过量、缺乏体力活动等不健康生活方式以及高血压、糖尿病、血脂异常、心房颤动、高同型半胱氨酸血症等疾病都与脑卒中的关系非常密切。世界各国卒中防控的经验表明,针对卒中危险因素,采取有效的一、二、三级预防措施,可以避免大多数卒中的发生,控制已患病者的病情,降低脑卒中的发病率、致残率和病死率。

### 一、一级预防

从流行病学角度分析,只有做好一级预防才能降低人群的发病率。一级预防是指发病前预防,即指导人们培养良好的健康生活方式,预防危险因素的产生,特别是针对卒中高危人群,通过早期改善不健康生活方式,及早控制危险因素,从而达到使脑卒中不发病或推迟发病的目的。

例如,某个体只存在一种或数种脑卒中危险因素,尚无脑卒中的先兆或表现,则将其列为一级预防对象,即积极治疗已存在的危险因素,定期监测其他危险因素的发生并采取针对措施。做好一级预防,脑卒中的发病率定会持续下降。

#### (一)生活方式干预

1. 戒烟　吸烟是缺血性脑卒中的一个重要危险因素,可使其风险增加近1倍,还可使蛛网膜下腔出血的风险增加2~4倍。研究证实,被动吸烟同样也是脑卒中的一个重要危险因素,而且其风险几乎是主动吸烟的2倍。戒烟可使脑卒中和其他心血管事件的发生风险迅速降低。中老年人群是脑卒中的高危人群,也可能是戒烟的最大受益群体。

(1)吸烟者应戒烟,不吸烟者应避免被动吸烟。

(2)动员全社会人人参与,在社区人群中采用综合性控烟措施对吸烟者进行干预,包括戒烟咨询、心理辅导、尼古丁替代疗法、口服戒烟药物等。

(3)加强宣传教育,提高公众对主动与被动吸烟危险性的认识,在办公室、会议室、飞机、火车等公共场所设立禁烟警示，以减少吸烟的危害。

2. 控制体重　研究显示，肥胖人群易患心脑血管病。体重指数（body mass index，BMI）可用来判断肥胖与否，一般正常值为 18.5~23.9kg/m²，24.0~27.9kg/m² 为超重，≥28.0kg/m² 为肥胖。国外有研究显示，男性腹部肥胖和女性体重指数增高是脑卒中的独立危险因素。超重和肥胖者应通过健康的生活方式、良好的饮食习惯、选择适当的运动方式并增加运动等措施减轻体重，降低脑卒中风险。

3. 限制饮酒　大多数研究表明，酒精摄入和卒中发生风险之间有 J 型曲线关系，即轻中度饮酒有保护作用，过量饮酒则会使卒中风险升高。

（1）建议杜绝酗酒或减少酗酒者的饮酒量。

（2）对于不饮酒者，不提倡用少量饮酒的方法预防心脑血管疾病。

（3）对于饮酒者，建议适量饮酒。男性每日较适宜的饮酒量为高度数白酒不超过 50mL（1 两，酒精含量 <25g），啤酒不超过 640mL，葡萄酒不超过 200mL。女性饮酒量需减半。

4. 合理饮食

（1）每日饮食种类应多样化：老年人应进食包括水果、蔬菜和低脂奶制品的，总脂肪、饱和脂肪含量较低的均衡膳食。每日总脂肪摄入量应小于总热量的 30%，饱和脂肪小于 10%；每日摄入新鲜蔬菜 400~500g、水果 100g、肉类 50~100g、鱼虾类 50g、奶类 250g、食用油 20~25g；每周摄入蛋类 3~4 个；少吃糖类和甜食。

（2）降低钠摄入量和增加钾摄入量，有利于降低血压，进而降低脑卒中风险。食盐摄入量应≤6g/d，钾摄入量应≥4.7g/d。

5. 体育运动　可降低脑卒中风险，且不受性别或年龄的影响。《2008 年美国人身体活动指南》指出，积极参加身体活动的男性和女性脑卒中死亡风险较极少活动的人降低 25%~30%。

（1）健康成年人每周应至少有 3~4 次、每次至少持续 40 分钟中等或中等以上强度的有氧运动，如快走、慢跑、骑自行车等。

（2）中老年人和高血压患者进行体力活动前，应考虑进行心脏应激检查，全方位考虑运动限度，个体化制订运动方案。

**（二）危险因素防控**

1. 高血压　高血压是脑卒中的主要危险因素之一。血压和脑卒中风险的关系是连续、分级、一致、独立、可预测的，血压越高，脑卒中风险越高。一般，收缩压每升高 10mmHg（1mmHg=0.133kPa），脑卒中的相对发病风险增加 49%；舒张压每升高 5mmHg，脑卒中相对发病风险增加 46%。因此，应全面评估患者的总体危险程度。对于低危人群，首选生活方式治疗，监测血压及其他危险因素,3个月后效果仍不佳者,应加用降压药物治疗;对于中危人群,首选生活方式治疗,监测血压及其他危险因素,1个月后效果仍不佳者,应加用降压药物治疗;对于高危人群,立即开始对高血压及并存的危险因素进行药物治疗。

（1）35岁以上者每年应至少测量血压1次。

（2）有高血压和(或)卒中家族史的患者应增加血压测量次数。高血压患者应每个月测量1次血压并严格监测血压,推荐家庭自测血压以促进血压控制,还应关注动态血压、清晨血压等;规律用药物控制血压,及时调整用药剂量。

（3）对于血压在正常高值者(收缩压120~139mmHg或舒张压80~89mmHg),建议采取调整生活方式等非药物治疗方法降低血压;早期或轻度高血压患者应首先调整生活方式,3个月效果仍不佳者,应加用抗高血压药物治疗。一旦开始应用抗高血压药物治疗,患者需按时随诊,及时调整用药或药物剂量,直至达到目标血压水平。

（4）中度以上高血压患者除应改进饮食习惯和不良生活方式外,还应进行持续、合理的药物治疗。

（5）降压目标:一般高血压患者应将血压控制在140/90mmHg以下,年龄≥80岁者尽量将血压控制在150/90mmHg以下;伴糖尿病或肾病的高血压患者,依据其危险分层及耐受性,还可进一步将血压控制在更低水平。

（6）高血压患者应减少钠盐摄入,增加钾盐摄入。

（7）家庭血压监测通常由被测量者自我完成,也可由家庭成员等协助完成,又称自测血压或家庭自测血压。患者在熟悉的家庭环境中测量血压,可避免白大衣效应。家庭血压监测还可用于评估患者数日、数周、数月甚至数年血压的长期变化或降压治疗效果,而且有助于增强患者的参与意识,提高患者的依从性。

2. 糖尿病

（1）对于成年糖尿病高危人群,建议尽早进行糖尿病筛查;无糖尿病危险因素的人群,建议在年龄>40岁时开始筛查。对于首次血糖筛查结果正常者,建议每3年至少重复筛查1次。有脑血管病危险因素的人应定期检测血糖,包括测定糖化血红蛋白(hemoglobin A1c,HbA1c)和糖耐量试验。

（2）糖尿病患者血糖的控制应采取改进生活方式、营养治疗、运动治疗、药物治疗等在内的综合治疗。首先,患者应改善生活方式,改善饮食,加强体育锻炼,若过2~3个月血糖控制仍不满意,应使用降糖药或胰岛素治疗。

（3）糖尿病患者血糖控制目标:空腹血糖在4.4~7.0mmol/L,餐后血糖<10.0mmol/L。

（4）糖耐量异常患者应当进行生活方式干预，使体重减轻，同时每周至少进行中等强度的体力运动（如步行）150 分钟以上。

（5）糖尿病合并高血压患者应严格控制血压在 140/90mmHg 以下，并且依据其危险分层及耐受性还可进一步降低血压水平。

（6）糖尿病患者在严格控制血糖、血压的基础上，联合使用调脂药可有效降低脑卒中的风险。

3. 心房颤动 研究显示，心房颤动可以使脑卒中风险增加 4~5 倍，心房颤动患者的脑卒中发生率达 12.1%，以缺血性脑卒中为主。

（1）成年人应定期体检，早期发现心房颤动。确诊为心房颤动的患者，应积极治疗。

（2）可根据患者的总体情况及可能存在的其他危险因素制订具体的脑卒中预防方案。

4. 脂代谢异常

（1）40 岁以上男性和绝经期后女性应每年进行血脂检查；脑卒中高危人群建议定期（每 6 个月）检测血脂。

（2）血脂异常患者首先应进行治疗性生活方式改变，并定期复查血脂。改变生活方式无效者采用药物治疗。

（3）血脂异常伴高血压、糖尿病、心血管病者处于脑卒中高危 / 极高危状态，应进行改变生活方式和他汀类药物治疗。

（4）对于无法耐受他汀类药物的患者，可以采用非他汀类药物降脂。

5. 无症状颈动脉狭窄

（1）无症状颈动脉狭窄患者每日可服用阿司匹林和他汀类药物，进行合理的治疗并改变生活方式。

（2）颈动脉狭窄 >70% 的脑卒中高危患者，可在医院行颈动脉内膜剥脱术。

（3）对无症状颈动脉狭窄 >50% 的患者，可定期进行血管超声检查。

（4）对于 40 岁以上的人群，建议进行脑卒中危险因素（高血压、糖尿病、血脂异常、心房颤动、明显超重或肥胖、吸烟、缺乏运动及有脑卒中家族史）筛查；建议 40 岁以上的高危人群（危险因素 ≥3 个）或既往有 TIA 或脑卒中病史的人群常规检查颈动脉彩超。

（5）颈动脉彩超发现颈动脉狭窄和颈动脉粥样硬化者，需要确定颈动脉狭窄的程度及斑块的性质。

（6）颈动脉彩超仅发现内膜增厚者，可以首先选择改变生活方式（低盐、低脂、低糖、低热量饮食，适当运动，戒烟），建议每年复查颈动脉彩超 1 次。

（7）确诊有不稳定斑块（包括有软斑块或混合性斑块）者，建议在改变生活方式的基础上服用他汀类药物。

6. 阿司匹林

（1）对于无其他明确心血管疾病证据或伴有无症状周围动脉性疾病的糖尿病患者,不推荐使用阿司匹林作为卒中一级预防用药。

（2）对于有心血管疾病的高危人群,推荐使用阿司匹林预防心脑血管疾病的发生;对于卒中低危人群,不推荐使用阿司匹林作为卒中一级预防用药。

**（三）脑卒中高危人群筛查**

针对 40 岁以上人群,建议依据以下 8 项危险因素进行卒中风险筛查评估:①高血压病史(血压≥140/90mmHg)或正在服用降压药;②心房颤动和(或)心瓣膜病等心脏病;③吸烟;④血脂异常;⑤糖尿病;⑥很少进行体育活动;⑦明显超重或肥胖(体重指数≥26kg/m²);⑧有卒中家族史。以上 8 项,有记 1 分,无记 0 分。

对于卒中风险筛查评估≥3 分的高危人群或既往有缺血性卒中和(或)TIA 病史者,建议依据个体危险程度不同,选择性进行相关实验室和影像学检查,并对其进行生活方式和适宜性技术干预。

## 二、二级预防

脑卒中的二级预防是指罹患过脑卒中后预防复发的行为。脑卒中的二级预防主要包括生活方式改变、药物干预及其他方面。

**（一）生活方式改变**

1. 合理膳食　一些人养成了高盐、高蛋白、高饱和脂肪酸("三高")和低钙、低钾、低不饱和脂肪酸("三低")的饮食习惯。这种饮食习惯很容易引起高血压病、糖尿病、肥胖、高脂血症等。这些都是脑卒中复发的危险因素。因此,预防脑卒中复发,合理膳食是非常重要的。

（1）限制钠盐摄入,提倡低钠高钾饮食:国际卫生组织推荐每日摄入钠盐量应少于 6g。脑卒中患者日常饮食中必须限制钠盐的摄入,包括限制每日烹调用盐和味精、酱油等含钠盐的调味品,以及含钠盐量较高的各类加工食品（如咸菜、火腿等）的摄入。另外,肾功能良好者可以使用含钾的烹调用盐代替含钠的烹调用盐。

（2）调整膳食结构:蔬菜和水果是微量营养素、膳食纤维和天然抗氧化物的重要来源,建议多进食。①含钾丰富的蔬菜和水果,如菠菜、番茄、香蕉、柚子、土豆等,能够调节细胞内钾和钠的比例,减少体内水钠潴留,降低血容量,达到降低血压的目的;②富含类黄酮和番茄红素的蔬菜和水果,如辣椒、西瓜、苹果、草莓、柿子、洋葱、萝卜等,能够抑制低密度脂蛋白过氧化,减少动脉粥样硬化斑块的发生;③坚果类食品含有大量不饱和脂肪酸;④含优质氨基酸的食物,如鸡鸭肉、兔肉、鸽肉等,有益于维持人体正常的血管弹性,防止因血管脆性增加而引起颅内微动脉瘤破裂出血。

2. 增加运动,控制体重

(1)增加运动:运动可以促进血流加速,提高心肺功能,改善机体状态,促进血管扩张,改善血管弹性,降低血液黏稠度,减少血栓形成。有研究表明,在一天24小时中,早上4—10时发生心脑血管病的可能性最大,因此合适的运动时间是傍晚,不建议晨起时运动。运动强度建议每周3~4次,每次40分钟为宜。中老年人和高血压患者需要在进行运动前,根据心脏的应激适应性,制订个体化的运动方案。

(2)控制体重:成年人体重指数正常值为 18.5~23.9kg/m$^2$;24.0~27.9kg/m$^2$为超重,提示需控制体重;≥28.0kg/m$^2$ 为肥胖,应减重。腰围的正常值是 <90/85cm(男 / 女),当腰围≥95/90cm(男 / 女)时,应当减重。

肥胖和超重者可以通过健康的生活方式、良好的饮食习惯及增加体力活动来减轻体重。在饮食上,需要控制高热量食物(含糖饮料、高脂肪食物及酒类等)和主食的摄入量,做到膳食平衡;生活上应改掉不良的生活习惯,如熬夜、酗酒、吸烟、懒动等;运动上,需要规律进行中等强度的有氧运动。上述习惯行为需要坚持才能起到效果。

3. 戒烟　吸烟会引起血液黏稠度和纤维蛋白水平增高、血管内皮损伤,促进血小板聚集和血管收缩,从而增加脑卒中和其他血管疾病的风险。据报道,吸烟者发生脑卒中的风险是不吸烟者的 2~3.5 倍,吸烟和高血压同时存在者发生脑卒中的风险则可增加至 20 倍。戒烟后 5 年内,脑卒中的风险可降至非吸烟水平。因此,应大力提倡戒烟。

4. 限酒　研究表明,低中量饮酒对脑卒中无影响,而重度饮酒与高血压、凝血功能减退、心律失常有关,易引起脑卒中复发。

5. 其他　脑卒中患者要保持乐观向上的心态,注意缓解压力,减轻精神负担。

**(二)药物干预,控制危险因素**

1. 高血压

(1)既往未接受降压治疗的脑卒中患者,发病数日后,如果收缩压≥140mmHg 或舒张压≥90mmHg,应给予降压治疗。

(2)既往有高血压病史且长期接受降压治疗的脑卒中患者,如果没有绝对禁忌,发病数日后应重新给予降压治疗。

(3)由于颅内大动脉粥样硬化性狭窄(狭窄率 70%~99%)导致的缺血性脑卒中患者,应将收缩压降至 140mmHg 以下,舒张压降至 90mmHg 以下。

2. 糖尿病

（1）脑卒中患者糖代谢异常的患病率高。糖尿病和糖尿病前期是缺血性脑卒中患者脑卒中复发或死亡的独立危险因素。

（2）脑卒中患者发病后均需进行空腹血糖、HbA1c 检测,无明确糖尿病病史的患者在急性期后应常规接受口服葡萄糖耐量试验来筛查糖代谢异常和糖尿病。

（3）对糖尿病或糖尿病前期患者,应进行生活方式和（或）药物干预,使 HbA1c 检测值 <7%。

（4）脑卒中患者在控制血糖水平的同时,还应监测其他危险因素。

3. 心房颤动

（1）伴有心房颤动（包括阵发性心房颤动）的脑卒中患者,口服适当剂量的抗凝药物,有助于预防血栓栓塞事件。抗凝药物的目标剂量是维持 INR 在 2.0~3.0。

（2）伴有心房颤动的脑卒中患者,若不能接受口服抗凝药物治疗,也可以应用单一或联合抗血小板药物治疗。

（3）脑卒中患者,需接受 24 小时动态心电图检查。对于原因不明者,建议延长监测时间,以确定有无抗凝治疗指征。

（4）在使用口服抗凝药物期间,需注意药品不良反应的发生。

4. 脂代谢异常

（1）对于非心源性脑卒中患者,应口服高强度他汀类药物长期治疗,以减少脑卒中和心血管事件的风险。当低密度脂蛋白胆固醇（low density lipoprotein-cholesterol,LDL-C）下降≥50% 或 LDL-C≤1.8mmol/L（70mg/dL）时,二级预防更有效。

（2）对于 LDL-C≥2.6mmol/L（100mg/dL）的非心源性脑卒中患者,应强化他汀类药物治疗以降低脑卒中和心血管事件的风险。

（3）在使用他汀类药物治疗期间,应监测药物不良反应（肝酶增高、他汀相关性肌病等）。

**（三）其他**

1. 避免诱发脑出血　脑出血多数为急性起病,患者常有许多诱发脑出血的因素,需要在日常生活中给予避免。

（1）情绪改变:情绪的大起大落、悲伤、极度焦虑、兴奋等均可诱发脑出血。原因是情绪的大幅改变会使交感神经兴奋、血压升高、心搏加快,容易导致血管破裂而发生脑出血。

（2）劳累:不要过于劳累,超负荷的工作可以诱发脑出血。

（3）天气变化:在春夏或秋冬季节交替时,天气变化会影响人体神经内分泌代谢,使肾上腺素分泌增多,引起血管收缩、血液黏稠度增加、血管脆性增加,最终导致发生脑出血的风险增高。

（4）咳嗽、用力排便、用力搬抬重物等:这些因素会导致腹压快速增高,随即血压和颅内压上升,血管负担加重,加上老年人血管脆性增加,易导致血管破裂而发生脑出血。

2. 重视卒中早期症状　①突发一侧面部或肢体麻木无力,口角歪斜、流涎;②突发视物模糊或失明;③突发语言表达或理解困难;④突发严重的不明原因头痛、呕吐;⑤突发不明原因头晕、步态不稳或突然跌倒、遗忘或记忆障碍,尤其伴有①~④项中任一症状时。出现上述卒中早期症状者,不论症状持续时间长短,都应及时就医,以免延误治疗。

### 三、三级预防

对于脑卒中患者,应加强治疗和康复护理,防止病情加重,预防或减轻残疾程度,促进功能恢复。

1. 警惕复发的早期症状　若患者继续出现头痛、头晕、说话不清、手指不灵活、半侧肢体麻木等症状,可能为复发先兆,应及时就医。

2. 消除复发在内的危险因素　脑卒中患者应积极治疗高血压、心脏病、糖尿病、高脂血症等,特别是高血压、糖尿病,无论有无不适症状,都应坚持长期正规服药,使血压、血糖控制在良好范围内。

3. 避免复发的诱发因素　情绪激动、过度劳累、天气变化、烟酒刺激等是诱发脑卒中的外部因素,要注意避免。脑卒中患者应保持乐观的情绪和良好的心理状态,不可过度劳累,并要注意天气变化等外界环境的影响。

4. 建立合理的饮食习惯　注意饮食的营养搭配,合理安排、食量适当,不可过饱或过饥。

5. 坚持药物治疗,加强身体锻炼　脑卒中患者在康复期内,可在医生或康复理疗师指导下进行肢体功能的康复锻炼。

## 第二节　药物使用指导

### 一、抗血小板类药物

抗血小板药物可通过不同途径抑制血小板的黏附、聚集及释放反应,以防止血栓的形成和发展。无论是《中国脑血管病防治指南》,还是欧美脑血管病防治指南,以及我国卫生部门关于脑卒中单病种管理的文件中,均特别强调抗血小板治疗,并指出长期抗血小板治疗是预防脑卒中的关键。目前国内外指南均推荐抗血小板药物治疗用于脑卒中发病高风险人群的一级预防和缺血性脑卒中患者的二级预防。

**（一）用药原则**

1. 一般,抗血小板药物治疗以单药治疗为主,阿司匹林、氯吡格雷均可作为首选药物。对于脑卒中复发风险高、存在急性冠状动脉疾病或近期行支架成形术等情况的患者,推荐联合应用阿司匹林和氯吡格雷,用药疗程须遵医嘱。

2. 推荐卒中高风险患者使用阿司匹林进行一级预防。

3. 高血压患者若需要长期使用阿司匹林,应先将血压控制稳定(<150/90mmHg),以降低脑出血的风险。

**（二）常用抗血小板药物**

详见表6-2-1。

## 二、抗凝和降纤类药物

**（一）用药原则**

1. 对不符合溶栓适应证并且无禁忌证的缺血性脑卒中患者,可在发病后尽早使用口服阿司匹林 150~300mg/d(Ⅰ级推荐,A级证据)。对于给予溶栓治疗者,阿司匹林应在溶栓 24 小时后开始使用(Ⅰ级推荐,B级证据)。

2. 对不能耐受阿司匹林的患者,可给予氯吡格雷等抗血小板治疗(Ⅲ级推荐,C级证据)。

3. 对于伴有心房颤动的缺血性卒中和(或)短暂性脑缺血发作(TIA)患者,推荐长期口服抗凝剂治疗(Ⅰ级推荐,A级证据)。对口服抗凝剂有禁忌者或无条件者,可推荐使用抗血小板治疗(Ⅰ级推荐,A级证据)。

4. 对大多数急性脑卒中患者,不推荐无选择地早期进行抗凝(包括口服抗凝剂、普通肝素、低分子肝素、类肝素和凝血酶抑制剂等)治疗(Ⅰ级推荐,A级证据)。

5. 对不适合溶栓的高纤维蛋白血症患者,可考虑给予降纤治疗(Ⅱ级推荐,B级证据)。常用降纤药有巴曲酶、蚓激酶、降纤酶等。

**（二）常用抗凝血类药物**

详见表6-2-2。

**（三）常用降纤类药物**

详见表6-2-3。

表6-2-1 常用抗血小板药物

| 名称 | 剂量 | 适应证 | 禁忌证 | 不良反应 | 注意事项 |
|---|---|---|---|---|---|
| 阿司匹林 | 片剂:40mg, 100mg | 小剂量用于防治心脑血管栓塞性疾病,如短暂性脑缺血发作,脑卒中后,一过性脑缺血后再发,急性心肌梗死,心绞痛,冠状动脉介入治疗/旁路移植术,动静脉瘘或其他人工心脏瓣膜分流及手术后的血栓形成 | ①有活动性溃疡病或其他原因引起的消化道出血者;②患血友病或血小板减少症者;③有阿司匹林或其他非留体抗炎药过敏史者,尤其是出现哮喘,神经血管性水肿或休克体质者;③妊娠期妇女 | ①常见胃肠道反应,如恶心、呕吐、上腹部不适或疼痛等,停药后多可消失。长期大剂量服用,可能有胃肠道出血或溃疡风险。②变态反应:表现为荨麻疹,哮喘,血管神经性水肿或休克。易感者在服药后可迅速出现呼吸困难,严重者可致死亡,称为阿司匹林哮喘。有的患者可发生阿司匹林过敏,往往与遗传和环境因素有关。③中枢神经系统:神经症状一般在服用剂量大时出现,出现所谓水杨酸反应,症状为头痛、眩晕、耳鸣、视听力减退,可出现精神错乱、惊厥甚至昏迷等,停药后2~3天症状可完全恢复。大剂量应用引起中枢性的恶心和呕吐。④肝损害:通常发生于大剂量应用时。这种损害不是急性作用,可发生在服药数月后,通常无症状,有些患者可出现腹部右上方不适和触痛;血清肝细胞酶水平升高,但明显的黄疸并不常见。这种损害是可逆的,停药后血清转氨酶多在1个月内恢复正常。⑤肾损害:长期使用者可发生间质性肾炎、肾乳头坏死、肾功能减退 | ①阿司匹林肠溶片宜饭前服用;②饮酒前后不可服用,可损伤胃黏膜屏障而致出血;③肾功能下降的老年患者及有肾功能损害者,应在医师指导下服用本品,不能擅自用药;④孕妇与哺乳期妇女使用本品时需要注意:本品易通过胎盘,可经乳汁分泌,妊娠头3个月及哺乳期应避免大剂量使用,若因病情需要必须使用,应咨询临床药师具体使用方法;⑤长期大量用药应定期检查肝功能、血细胞比容及血清水杨酸含量 |

续表

| 名称 | 剂量 | 适应证 | 禁忌证 | 不良反应 | 注意事项 |
|---|---|---|---|---|---|
| 氯吡格雷 | 片剂:25mg、75mg | 预防和治疗因血小板高聚集引起的心、脑血管病及其他动脉循环障碍疾病,如近期新发的脑卒中、心肌梗死和确诊的外周动脉疾病 | 对本品过敏者,颅内出血患者,近期有活动性出血者及严重肝脏损伤者 | 常见不良反应有出血(如紫癜)、恶心、食欲减退、消化道出血、胃炎、腹痛、便秘、皮疹、血尿等,偶见血小板减少、鼻出血、颅内出血、黏膜出血等,罕见严重中性粒细胞减少 | ①本品可经乳汁分泌,故妊娠期女及哺乳期女用药应权衡利弊;②存在肝、肾功能损者者慎用 |
| 双嘧达莫 | 片剂:25mg | ①用于血栓栓塞性疾病及缺血性心脏病;②主要利用其抗血小板聚集作用,与阿司匹林联合用于短暂性脑缺血发作和缺血性脑卒中患者预防脑卒中发作及冠心病治疗;③用于不能进行运动试验的冠心病患者的一种替代检查方法,即进行超声心动图负荷试验及核素心肌灌注扫描时的"双嘧达莫试验"诱发心肌缺血检查 | 对本品过敏者 | 常见的有头痛、头晕、恶心、呕吐、腹泻、皮疹和瘙痒,罕见肝功能不全和心绞痛,长期大量使用者可有出血倾向 | ①有出血倾向者慎用;②可引起外周血管扩张,因此低血压患者须慎用;③与肝素合用可引起出血倾向;④可经乳汁分泌,因此哺乳期女须慎用 |

续表

| 名称 | 剂量 | 适应证 | 禁忌证 | 不良反应 | 注意事项 |
|---|---|---|---|---|---|
| 西洛他唑 | 片剂:50mg,100mg 胶囊:50mg | 用于慢性动脉闭塞症引起的疼痛、溃疡、冷感和间歇性跛行等缺血症状 | ①出血性疾病患者,如血友病、活动性消化道溃疡、毛细血管脆性增加性疾病、咯血、血尿、子宫功能性出血及有其他出血倾向者;②严重慢性心力衰竭患者;③计划妊娠或孕妇和哺乳期妇女 | ①主要有扩张血管引起的头晕、头痛及心悸等,个别患者可出现血压偏高;②消化道症状有胃不适、恶心、呕吐、腹胀、腹痛等;③少数患者出现肝功能异常,尿频,尿素氮、肌酐及尿酸值异常;④偶有消化道出血、皮下出血、皮疹、瘙痒;鼻出血、眼底出血、血尿、白细胞减少等 | ①脑梗死患者在症状稳定后开始给药;②脑梗死患者用药时,应注意与其他抑制血小板聚集药物的相互作用;③对持续高血压患者给药应慎重,在给药期间应充分控制血压;④血压持续上升的高血压患者(恶性高血压)应慎重用药;⑤有出血倾向的患者(可能会加重出血)应慎重用药;⑥过敏体质,对多种药物过敏或近期有过敏性疾病者,有严重并发症(如恶性肿瘤患者)、严重肝肾功能不全者,已服抗凝药(如华法林)或抗血小板药(如阿司匹林、噻氯匹定)者,白细胞减少者,月经期妇女慎用;⑦有糖尿病或糖耐量异常者(可能出现出血性不良反应)应慎用;⑧合并冠状动脉狭窄者(使用本药所致的心率增加有可能诱发心绞痛)应慎用 |

表 6-2-2 常用抗凝血类药物

| 名称 | 剂量 | 适应证 | 禁忌证 | 不良反应 | 注意事项 |
|---|---|---|---|---|---|
| 华法林钠 | 片剂:2.5mg、5mg | ①用于预防和治疗深静脉血栓及肺栓塞;②用于预防房颤、心瓣膜病及人工瓣膜置换术后引起的血栓栓塞并发症;③用于预防心肌梗死后血栓栓塞并发症 | ①近期发生颅内出血或有颅内出血倾向者;②有出血倾向者(如患血友病、血小板减少性紫癜);③有跌倒倾向者;④严重肝功能损害及肝硬化患者;⑤未经治疗或不能控制的高血压患者;⑥处于手术后3天内,妊娠期、哺乳期者;⑦脑血管出血及动脉瘤患者;⑧传染性心内膜炎、心包炎或心包积液患者 | ①主要不良反应是出血,最常见是瘀斑,齿龈出血,鼻出血,月经量增多,伤口和渗场出血等;出血发生在泌尿和消化道,可出现血尿和便血,严重者可止现颅内出血、腹膜后血肿等。②胃肠道不良反应,如恶心、呕吐、腹泻等 | 用药前后及用药时需要:①严密观察有无口腔黏膜、鼻腔黏膜或皮下出血;②定期检查大便和尿隐血等;③定期检测凝血酶原时间(应保持在25~30秒),凝血酶活动性至少为正常值的25%~40%;④在任何情况下都必须小心监测INR值 |
| 肝素钠 | 针剂:1000U/2mL、5000U/2mL、12 500U/2mL | ①用于防治各种原因引起血栓形成或栓塞性疾病,如心肌梗死、肺栓塞、血栓性静脉炎、深部静脉血栓及术后血栓形成等;②治疗各种原因引起的弥散性血管内凝血;③用于其他体内外抗凝血,如血液透析、心导管检查、心脏手术体外循环 | 对肝素过敏者,有自发出血倾向、创伤、遗疡病、血液凝固迟缓(如血小板减少、血友病和严重肝功能不全者禁用 | ①最常见的为出血,可见于任何部位;②用药过多可致自发性出血;③偶见一过性脱发和腹泻;④偶可引起过敏反应及血小板减少;⑤可引起骨质疏松和自发性骨折 | ①过量时可用1%硫酸鱼精蛋白溶液缓慢滴注中和肝素作用。每1mg鱼精蛋白可中和100U肝素钠。②用药期间应定期测定凝血时间 |

续表

| 名称 | 剂量 | 适应证 | 禁忌证 | 不良反应 | 注意事项 |
|---|---|---|---|---|---|
| 利伐沙班 | 片剂:10mg、15mg、20mg | ①用于膝关节或髋关节置换择期手术的成年患者,以预防VTE;②用于治疗成年人DVT和PE,降低初始治疗6个月后深静脉血栓形成和肺栓塞复发风险;③用于具有一种或多种危险因素的非瓣膜性房颤成年患者,降低脑卒中和全身性栓塞风险 | ①有明显活动性出血者;②对利伐沙班片剂中辅料过敏者;③有凝血异常,有临床相关出血风险的肝病患者;④孕妇及哺乳期妇女 | 主要为出血和贫血。其他常见不良反应有恶心、转氨酶升高 | ①具有凝血异常和临床相关出血风险的肝病患者禁用;②不推荐18岁以下青少年或儿童使用;③孕妇与哺乳期妇女禁用 |
| 达比加群酯 | 胶囊:110mg、150mg | 用于存在以下一种或多种危险因素的成年非瓣膜性房颤患者预防脑卒中和全身性栓塞:①既往有脑卒中、短暂性脑缺血发作或全身性栓塞史;②年龄≥65岁,且伴有以下任一疾病:高血压、糖尿病或冠心病;③年龄≥75岁;④伴有症状的心力衰竭,NYHA心功能分级≥2级;⑤左心室射血分数<40% | ①有显著活动性出血者;②有显著大出血风险的疾病状况者;③重度肾功能不全患者;④联合使用环孢素、伊曲康唑、全身性酮康唑、他克莫司和决奈达隆者;⑤置入机械人工瓣膜者;⑥已知对本品活性成分或辅料过敏者 | ①抗凝血药和抗血小板药联合使用,可能会增加出血风险;②与维拉帕米、胺碘酮、酮康唑、奎尼丁和克拉霉素等联合使用会引起达比加群血药浓度升高;③与利福平、卡马西平或苯妥英等联合使用会降低达比加群血药浓度 | ①用一大杯水送服,餐时或餐后服用均可。②服用时勿打开胶囊。③遗漏服药的处理:若距下次用药时间大于6小时,仍能服用本品漏服的剂量;若距下次用药不足6小时,则应忽略漏服的剂量,不可为弥补漏服剂量而使用双倍剂量的药物。④重度肾功能不全患者禁用。⑤出血风险增高时,应谨慎使用 |

续表

| 名称 | 剂量 | 适应证 | 禁忌证 | 不良反应 | 注意事项 |
|---|---|---|---|---|---|
| 低分子肝素 | 预灌注射器内注射液：2050U/0.2mL，4100U/0.4mL | ①治疗已形成的深静脉血栓；②预防静脉血栓栓塞性疾病，尤其是外科手术后的静脉血栓形成中度或高度危险情况；③血液透析体外循环中预防血凝块形成 | ①对本品过敏者；②急性细菌性心内膜炎患者；③血小板减少症患者；④急性消化道出血和脑出血患者；⑤组织器官损伤出血者 | 不良反应有皮肤、黏膜牙龈出血，偶见血小板减少，皮肤过敏及肝氨基转移酶升高等，还可有注射部位小血肿 | ①开始治疗前应评价肾脏功能；②不能用于肌内注射；③皮下注射方法：注射部位在腹壁前外侧，左右交替，针头垂直进入捏起的皮肤皱褶处（用拇指和示指捏起皮肤皱褶，敏直至注射完成）；④使用低分子肝素钙治疗过程中，应全程监测血小板计数 |

VTE:静脉血栓栓塞形成（venous thromboembolism event）；DVT:深静脉血栓形成（deep vein thrombosis）；PE:肺栓塞（pulmonary embolism）；NYHA:纽约心脏学会（New York Heart Association）

表6-2-3　常用降纤类药物

| 名称 | 剂量 | 适应证 | 禁忌证 | 不良反应 | 注意事项 |
|---|---|---|---|---|---|
| 蚓激酶 | 胶囊:30万U、60万U 片剂:30万U | 用于缺血性脑血管病,可使过高的纤维蛋白原和血小板凝集率降低,改善症状并防止病情发展 | 对本品过敏者禁用 | 不良反应较少,可出现恶心、腹泻、皮疹、皮肤瘙痒等 | 必须饭前半小时服用;有出血倾向者慎用 |
| 东菱精纯抗栓酶 | 注射剂:10BU/1mL、5BU/0.5mL | 用于急性缺血性脑血管疾病,突发性耳聋,慢性动脉闭塞症(如闭塞性血栓性动脉炎,闭塞性动脉硬化症)和末梢循环障碍等 | ①有出血(出凝血障碍性疾病,血管障碍所致出血倾向,活动性消化道溃疡,已有颅内出血等)患者;②新近手术未止血者;③有出血可能(内脏肿瘤,消化道溃疡,亚急性细菌性心内膜炎,重症高血压,重症糖尿病患者等)的患者;④正在使用抗纤溶性制剂者;⑤用药前血纤维蛋白原浓度低于100mg/dL者;⑥中度肝肾功能障碍及其他如乳头肌断裂,心室中膈穿孔,心源性休克,多脏器功能衰竭患者;⑦对本品有过敏史者及哺乳期妇女 | 不良反应多为轻度,主要为注射部位出血,创面出血,头痛,头晕,耳鸣,偶有轻度皮下瘀斑,鼻出血,恶心,呕吐,上腹不适,皮疹,发热以及血AST,ALT,BUN,Cr升高及尿潜血阳性 | ①妊娠期妇女慎用;②70岁以上高龄患者慎用;③用药前及用药期间宜检查纤维蛋白原及血小板聚集情况,并注意临床症状;④稀释后宜即使用,静脉滴注速度宜缓慢 |

AST:谷草转氨酶(aspartate transaminase);ALT:丙氨酸转氨酶(alanine aminotransferase);BUN:血尿素氮(blood urea nitrogen);Cr:肌酐(creatinine)

### 三、降脂类药物

血脂异常是缺血性脑卒中和（或）短暂性脑缺血发作（TIA）的重要危险因素之一，血清总胆固醇水平升高与缺血性脑卒中的发生密切相关。降低胆固醇的方法有药物治疗和改变不良生活方式。常用的降脂药物有他汀类、烟酸类、贝特类、胆固醇吸收抑制剂及胆酸螯合剂等。

#### （一）用药原则

1. 急性缺血性脑卒中早期使用他汀类药物是预后改善的独立预测因素。他汀类药物可改善血管内皮功能，调节脑血流，抑制内皮细胞凋亡，促进血管新生及突触重构，减轻炎性反应等。

2.《中国缺血性脑卒中血脂管理指导规范》建议

（1）发病时已服用他汀的缺血脑性卒中患者，在急性期继续他汀类药物治疗是合理的（Ⅱ级推荐，B级证据）。

（2）缺血性脑卒中发病前未使用他汀类药物的患者，如果没有禁忌证，宜发病后早期使用他汀类药物治疗（Ⅲ级推荐，C级证据）。

（3）对于非心源性缺血性脑卒中和（或）TIA患者，长期使用他汀类药物能预防缺血性卒中和（或）TIA的复发（Ⅰ级推荐，A级证据）。

（4）合并糖尿病的脑卒中患者，无论基线LDL-C水平如何，都应在改变生活方式的基础上加用他汀类药物治疗（Ⅰ级推荐，A级证据）。LDL-C治疗目标值为<70mg/dL（1.8mmol/L）或LDL-C降低30%~40%（Ⅱ级推荐，B级证据）。

3. 选择他汀类药物治疗时，需要注意药物间的相互作用。

4. 他汀类药物治疗前及治疗中，需要定期监测肌痛症状及肝酶和肌酶的变化。

5. 调节血脂推荐用他汀类药物，有动脉粥样硬化的缺血性脑卒中和（或）TIA患者应LDL-C<100mg/dL（2.6mmol/L），伴有多种危险因素的极高危患者应LDL-C<70mg/dL（1.8mmol/L）或较基础值下降≥50%（Ⅱ级推荐，B级证据）。

6. 对于缺血性脑卒中和（或）TIA患者，推荐同时采用非药物方式干预，如改变生活方式，包括合理膳食和控制体重等（Ⅰ级推荐，A级证据）。

7. 已有脑卒中或冠心病危险因素的患者及家族型高脂血症患者，需要定期（3~6个月）进行血脂检测（总胆固醇、低密度脂蛋白胆固醇、甘油三酯、高密度脂蛋白胆固醇等）。

8. 药物的选择需要根据患者的血脂水平及血脂异常的分型决定。

### （二）降脂药物分类

1. 他汀类药物包括阿托伐他汀（立普妥、阿乐）、辛伐他汀（舒降脂）、氟伐他汀钠（来适可）、瑞舒伐他汀（可定）等。

2. 贝特类包括非诺贝特（立平脂）等。

3. 烟酸类包括烟酸肌醇酯等。

4. 胆酸结合树脂包括考来替泊等。

5. 胆固醇吸收抑制剂有依折麦布（益适纯）。

### （三）常用降脂类药物

详见表 6-2-4。

## 四、脑保护类药物

### （一）用药原则

1. 脑保护剂治疗机制是用药物阻断缺血瀑布导致神经元坏死的不同机制，延长耐受缺血时间和治疗时间窗，增强神经元的生存能力，从而逆转半暗带，减少梗死体积，促进后期神经功能的恢复。

2. 依达拉奉是一种抗氧化剂和自由基清除剂，能改善急性脑梗死的功能结局，并且安全性已得到验证。

### （二）常用脑保护类药物

详见表 6-2-5。

表6-2-4　常用降脂类药物

| 名称 | 剂量 | 适应证 | 禁忌证 | 不良反应 | 注意事项 |
|---|---|---|---|---|---|
| 阿托伐他汀 | 片剂:10mg、20mg、40mg | 原发性高胆固醇血症,高甘油三酯血症,冠心病,动脉粥样硬化 | 活动性肝炎或不明原因的血清氨基转移酶持续升高者,对本品过敏者,妊娠和哺乳期妇女 | 常见的有便秘、腹痛、腹胀,口干及消化不良,血清磷酸激酶、血清氨基转移酶升高;偶有关节痛、肌痛、背痛,四肢痛等 | 若肌酸激酶升高或疑诊为肌病,应停药 |
| 辛伐他汀 | 片剂:10mg、20mg | 冠心病,高脂血症 | 对本品过敏者,活动性肝病或无法解释的持续血清氨基转移酶升高者,妊娠和哺乳期妇女 | 不良反应较轻,少、短暂,如倦怠,食欲不振,头痛,恶心,胃肠道反应(便秘、恶心、腹泻等),皮疹等,偶见血小板减少,肝功能异常等 | ①与环孢素合用可增加发生肌病的风险;②与胺碘酮、氨氯地平合用可增加发生横纹肌溶解和肌病的风险;③与香豆素类抗凝药合用可提高抗凝效果,需要定期监测凝血酶原时间 |
| 瑞舒伐他汀 | 片剂:5mg、10mg、20mg | 用于饮食控制和其他非药物治疗(如运动、减轻体重,运动治疗)不能控制血脂异常的原发性高胆固醇血症以及混合型血脂异常 | 活动性肝病患者,严重的肝功能损害患者,血清氨基转移酶超过正常值上限3倍者,妊娠期和哺乳期以及有可能妊娠且未采用适当避孕措施的女性,对本品过敏者 | 通常症状短暂、轻微。常见的有头晕、轻微,便秘、腹痛,头痛、恶心,肌痛、无力,也可见代谢综合征、血糖异常、氨基转移酶升高 | ①与环孢素合用可增加肌炎和肌病的发生概率,因此应禁止合用;②与华法林合用可导致INR升高,因此合用时应监测INR;③与抗酸药合用可使本药的血浆浓度降低,因此建议服用本药2小时后再服用抗酸药;④与吉非贝齐合用可增加发生肌病的风险,因此不建议合用 |

续表

| 名称 | 剂量 | 适应证 | 禁忌证 | 不良反应 | 注意事项 |
|---|---|---|---|---|---|
| 氟伐他汀 | 胶囊:20mg、40mg | 用于饮食控制无效的高胆固醇血症及混合型高脂血症患者 | 对本品过敏者,活动性肝病或无法解释的持续血清转氨酶升高,妊娠和哺乳期妇女,严重肝肾功能不全者 | 不良反应轻微,可有胃肠道不适,也可引起血糖升高,糖化血红蛋白升高,糖耐量异常,罕见肌痛,肌无力,肌病 | ①与抗凝药合用时可延长凝血酶原时间,应定期监测凝血酶原时间;②与氟康唑合用可升高本药的血药浓度,因此合用时本药剂量不应超过一日2次,一次20mg;③考来烯胺可影响本药的吸收,因此合用时应错开服药时间 |
| 非诺贝特 | 胶囊(片)剂:100mg、200mg、300mg | 用于治疗成年人饮食控制疗法不理想的高胆固醇血症及高血脂兼糖尿病、高血压或其他血管性疾病 | 严重肝肾功能不全者、孕妇,对本品过敏者禁用 | 常见的有腹部不适、便秘、腹泻、乏力、眩晕、失眠及头痛等。其他有肌痛伴有血肌酸磷酸激酶升高、血尿素氮升高、血清氨基转移酶升高、皮疹等 | ①可增强抗凝药作用,因此与抗凝药合用应注意;②与他汀类降脂药合用可能产生严重的肌肉损害,因此合用应谨慎;③与其他贝特类合用可增加不良反应,因此建议禁止合用;④肝、肾功能不全者慎用 |

表 6-2-5 常用脑保护类药物

| 名称 | 剂量 | 适应证 | 禁忌证 | 不良反应 | 注意事项 |
|---|---|---|---|---|---|
| 依达拉奉 | 注射剂:10mg(5mL)、30mg(20mL) | 用于改善急性脑梗死所致的神经症状、日常生活活动能力和功能障碍 | 既往对本品有过敏史者、重度肾功能衰竭者 | 严重不良反应:急性肾衰竭,肝功能异常,黄疸,弥漫性血管内凝血,血小板减少。其他不良反应:①注射部位红肿,皮疹;②变态反应:主要表现为瘙痒感,皮疹,疱疹,潮红,肿胀;③肝脏损伤:主要表现为AST升高,ALT升高,ALP升高,LDH升高,γ-GTP升高等;④肾脏损伤:主要表现为血尿,蛋白尿,BUN升高,肌酐升高,血清尿酸升高,血清尿酸下降;⑤消化系统表现:嗳气;⑥血液系统表现:红细胞减少,血红蛋白减少或减少,血小板减少或减少等;⑦其他:发热,血压升高,血清胆固醇升高或降低,CK或降低,甘油三酯升高,血清总蛋白减少,血清钾下降,血清钙下降 | ①原则上必须用生理盐水稀释后使用;②勿与抗癫痫药(苯妥英钠,地西泮等)混合,否则易产生混浊;③与先锋唑啉钠,头孢替安钠等抗酸哌拉西林钠,头孢替安钠等抗生素合用时,有致肾衰竭加重的可能,因此合并用药时需进行多次肾功能检测;④高龄患者慎用;⑤轻、中度肾功能损害者慎用;⑥心脏疾病患者慎用 |

131

续表

| 名称 | 剂量 | 适应证 | 禁忌证 | 不良反应 | 注意事项 |
|---|---|---|---|---|---|
| 尼莫地平 | 片剂:10mg、20mg、30mg 胶囊剂:20mg、30mg 控释片:60mg 缓释片:60mg 缓释胶囊:60mg 注射剂:2mg(10mL)、4mg(20mL)、8mg(40mL)、10mg(50mL)、25mg(50mL)、20mg(100mL) | 各种原因的蛛网膜下腔出血后脑血管痉挛及其所致缺血性神经障碍,急性高血压、偏头痛等,脑血管病恢复期的血液循环改善,缺血性神经元保护和血管性痴呆的治疗 | 对本品或本品中任何成分过敏者,严重肝功能不良者(如肝硬化) | ①心血管系统:血压下降(尤其是基础血压增高者)、高血压、心悸、心动过缓、心电图异常、反跳性心率加快(心动过速);②血管痉挛:充血性心力衰竭;消化系统:胃肠道不适、恶心、呕吐、腹泻、个别患者有肠梗阻、胃肠道出血、肝功能异常;③神经系统:头痛、头晕、头昏、视物模糊、虚弱,一些患者可能有中枢兴奋症状,如失眠,多动、兴奋,攻击性和多汗;④血液系统:极个别患者出现血小板减少症、贫血 | ①低血压患者(收缩压低于100mmHg)须慎用;②使用者可能出现头晕,影响操作(驾驶)和使用机械的能力;③与抗癫痫药苯巴比妥、苯妥英或卡马西平联合应用,显著降低尼莫地平的疗效,因此禁止联合应用;④禁止与利福平联合应用 |
| 丁苯酞 | 胶囊:0.1g 注射液:丁苯酞25mg与氯化钠0.9g(100mL) | 用于轻、中度急性缺血性脑卒中及急性缺血性脑卒中患者神经功能缺损的改善 | 对本品过敏者,有严重出血倾向者 | 主要为氨基转移酶轻度一过性升高,停药后可恢复正常,口服偶见恶心、腹部不适及精神症状等,静脉滴注后偶见头晕、头痛、胸闷、呼吸困难、皮肤瘙痒、过敏性皮疹、输液部位局部皮肤发红等 | ①餐后服用影响药物吸收,故应餐前服用;②肝、肾功能受损者、有精神神经症状患者、病态窦房结综合征患者慎用;③用药过程中注意氨基转移酶的变化;④出血性脑卒中患者不推荐使用;⑤肌酐清除率<30mL/min者慎用 |

续表

| 名称 | 剂量 | 适应证 | 禁忌证 | 不良反应 | 注意事项 |
|---|---|---|---|---|---|
| 胞磷胆碱 | 片剂:0.2g 胶囊剂:0.1g 注射剂:0.2g(2mL)、0.25g(2mL) | 主要用于急性颅脑外伤和脑手术所引起的意识障碍以及脑卒中而致偏瘫的患者,也可用于耳鸣及神经性耳聋 | 对本品过敏患者 | 偶可引起失眠、头痛、头晕、恶心、呕吐、厌食、面部潮红、兴奋,暂时性低血压等,停药后症状即可消失 | ①在脑内出血急性期和严重脑干损伤时,不宜用大剂量,并应与止血药、降颅压药合用;②脑梗死急性期有意识障碍者,最好在卒中发作后2周内开始给药 |

CK:肌酸磷酸激酶(creatine phosphokinase);AST:谷草转氨酶(aspartate transaminase);ALT:丙氨酸转氨酶(alanine aminotransferase);ALP:碱性磷酸酶(alkaline phosphatase);LDH:乳酸脱氢酶(lactate dehydrogenase);GTP:谷氨酰转肽酶(glutamyl transpeptidase);BUN:血尿素氮(blood urea nitrogen)

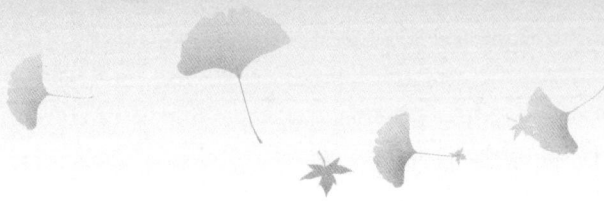

# 参考文献

1. 贾建平,陈生弟.神经病学.7版.北京:人民卫生出版社,2013.

2. 中华医学会神经病学分会,中华医学会神经病学分会脑血管病学组.中国缺血性脑卒中和短暂性脑缺血发作二级预防指南 2014.中华神经科杂志,2015,48(4):258-273.

3. 尤黎明,吴瑛.内科护理学.6版.北京:人民卫生出版社,2017.

4. 钟善全,叶军.神经病学.北京:中国医药科技出版社,2014.

5. 吴江.神经病学.2版.北京:人民卫生出版社,2011.

6. 陈生弟.神经疾病诊断学.上海:上海科技出版社,2006.

7. [美]Robert J. Schwartzman 主编.杜万泽主译.临床神经科查体.北京:人民卫生出版社,2009.

8. [英]Fuller,G 主编.袁云主译.轻松神经系统查体.3版.北京:北京大学医学出版社,2005.

9. 贾建平,陈生弟.神经病学.7版.北京:人民卫生出版社,2013.

10. 王拥军.脑血管病量表手册.北京:人民卫生出版社,2009.

11. 王拥军,王少石,赵性泉.中国卒中吞咽障碍与营养管理手册.中国卒中杂志,2017,12(9):951-966.

12. 杨欢,王丽,王小平,等.脑卒中后急性期抑郁及焦虑发生率及相关因素调查.中华全科医学,2015,13(4):624-626.

13. Gray M. Incontinence-related Skin Damage:Essential Knowledge. Ostomy Wound Manage,2007,53(12):28-32.

14. Driver DS. Perineal Dermatitis in Critical Care Patients. Crit Car Nurse,2007,27(4):42-46.

15. 宋娟,蒋琪霞,王雪妹.不同护理措施预防重症患者失禁相关性皮炎的对比研究.中华护理杂志,2016,51(1):62-65.

16. 卒中患者吞咽障碍和营养管理中国专家组.卒中患者吞咽障碍和营养管理的中国专家共识(2013 版).中国卒中杂志,2013,8(12):973-983.

17. 刘萍,欧翠玲,敖友爱,等.早期评估与分级管理的康复护理模式对脑卒中后吞咽功能及误吸的影响.中华物理医学与康复杂志,2017,39(12):934-936.

18. 窦祖林.吞咽障碍评估与治疗.2版.北京:人民卫生出版社,2017.

19. 中国吞咽障碍评估与治疗康复专家共识组.中国吞咽障碍评估与治疗康复专家共识(2013 版).物理医学与康复杂志,2013,35(12):916-929.

20. 李小寒,尚少梅.基础护理学.北京:人民卫生出版社,2006.

21. 侯玉芬,刘政.下肢深静脉血栓形成诊断及疗效标准(2015 年修订稿).中国中西医结合外科杂志,2016,22(5):520-521.

22. 孙向红.急性脑卒中患者下肢深静脉血栓形成的预防性护理.中国实用医药,2013,8(21):235-237.

23. 陈芳.脑卒中并肺部感染 76 例护理体会.现代中西医结合杂志,2010,19(27):3522.

24. 刘文帅.脑卒中后肺部感染相关因素分析及其对患者短期预后的影响.临床荟萃,2014,11:1233-1235.

25. 王威,陈路燕,刘建平.脑卒中后肺部感染的危险因素与预后.中华医院感染学杂志,2007,17(7):805-806.

26. 谢克亮.脑卒中患者肺部感染的易患因素及其对死亡率的影响.当代医学,2010,16(4):16-18.

27. 赵晓雯.重症脑卒中并肺部感染的原因分析及临床护理.医学研究与教育,2012,2:50-53.

28. 王拥军,郑华光.三动作识别脑血管病.大众健康,2015,11:30-31.

29. 中华医学会神经病学分会,中华医学会神经病学分会脑血管病学组.中国急性缺血性脑卒中诊治指南 2014.中华神经科杂志,2015,48(4):246-257.

30. 郭瑞光,崔涛.低血糖昏迷误诊脑卒中 12 例报道.中国农村卫生,2013,z2:239.

31. 杨巧红,肖丹,李冬娜,等.院前家庭急救对出血性脑卒中预后的影响.中华护理杂志,2009,44(5):410-412.

32. 吴荣.院前急救护理路径在脑卒中患者院前急救中的应用.现代临床护理,2011,10(8):41-43.

33. 刘江华,张剑锋,雷卓青,等.不同院前急救方式对急性脑卒中救治的影响研究.中国全科医学,2010,13(32):3663-3665.

34. 刘佩璇,苏湘芬,廖燕芳.老年脑卒中院前急救与护理对策.中国老年学杂志,2006,26(6):855-856.

35. 袁栋才,扈晓霞,马炳生,等.脑卒中亲属防治知识知晓现状调查.中国慢性病预防与控制,2003,11(2):63-65.

36. 解忠.家庭急救应对突发脑卒中.中华养生保健(上半月),2008,7:14.

37. 王茂斌.脑卒中的康复医疗.北京:中国科学技术出版社,2006.

38. 何成奇.神经康复物理治疗技能操作手册.北京:人民卫生出版社,2017.

39. 宋为群.脑血管病康复指导.北京:人民卫生出版社,2010.

40. 汪洁.吞咽的生理机制与卒中后吞咽障碍.中国卒中杂志,2007,2(3):220-225.

41. 尚克中,程英升.吞咽障碍诊疗学.北京:人民卫生出版社,2005.

42. 窦祖林.吞咽障碍评估与治疗.北京:人民卫生出版社,2009.

43. 李胜利.言语治疗学.北京:求真出版社,2010.

44. 吴海生.蔡来舟.实用语言治疗学.北京:人民军医出版社,1995.

45. 国家卫生计生委脑卒中防治工程委员会,中国老年医学脑血管病专业委员会.缺血性脑卒中患者围手术期抗血小板药物应用中国专家共识2016.中华医学杂志,2016,96(43):3443-3453.

46. 赵志刚,王拥军.脑卒中社区安全用药指导.北京:人民卫生出版社,2016.

47. 国家和计划生育委员会脑卒中筛查与防治工程委员会.卒中筛查与防治技术规范.中华神经科杂志,2014,47(3):2-20.

48. 任娟清.实用药物手册.4版.济南:山东科学技术出版社,2012.

49. 陈新谦,金有豫,汤光.新编药物学.16版.北京:人民卫生出版社,2007.

50. 国家卫生计生委脑卒中防治工程委员会.中国缺血性脑卒中血脂管理指导规范.实用心肺脑血管病杂志,2015,23(4):18-19.

51. 中华医学会神经病学分会,中华医学会神经病学分会脑血管病学组.中国脑血管病一级预防指南2015.中华神经科杂志,2015,48(8):629-635.

52. 中华医学会神经病学分会,中华医学会神经病学分会脑血管病学组.中国缺血性脑卒中和短暂性脑缺血发作二级预防指南2014.中华神经科杂志,2015,48(4):258-264.

53. 徐湘文.吴丽银.三级预防在脑卒中病人健康教育中的应用.中外医疗,2012,31(5):181.

54. 宿慧宁,李菁.脑卒中一级预防的现状调查与探讨.科技展望,2017,13:296.

52检